# 救急外来診療のフレームワーク

## 簡単に帰してはいけない患者
Bounce-back Admission事例分析の極意

昭和大学病院 救急診療科長 **垂水庸子** 著

中外医学社

# 本書の発刊に寄せて

　本書は，「救急外来から帰宅後まもない入院 (Short-term Bounce-back Admission)」という事象を通じて，本邦における救急外来診療のあり方について検討したものです．

　Bounce-back Admission（以下 BBA）という言葉には聞きなじみがなくとも，救急外来診療に携わったことのある方であれば，恐らく誰でも一度はそれを経験したことがあるでしょう．私は，（それがエラーによるものであろうとなかろうと）一つ一つの BBA 事案を丁寧に分析することで，救急外来診療の質を向上させるためのたくさんのヒントが得られる，と考えています．

　そこで本書では，実際にあった様々な BBA の事例（※プライバシー保護のため一部改変を加えています）をもとに，「診療エラー」による BBA をできる限り回避し，「命を救えるタイミング」での BBA にするためにはどうすればよいかを，診療のプロセスごとに検討し，理想的な行動の枠組み＝フレームを構築しました．科学的な安全管理論というよりは，日本独特の救急診療体制の中で，「（日本人の）患者が救急に求めるニーズ」に応えるための方法論であるとお感じになる方もいらっしゃるかもしれません．個々の傷病に焦点を当てたベストな診療法については，すでに数多くの良書が出版されているので，割愛していることをあらかじめご理解いただきたいと思います．

　話は変わりますが，私の父は 24 年前，救急外来を受診して 2 日後に BBA となり，その 2 日後に亡くなりました．

　父は悪性疾患ではありませんでしたが，18 年間病と闘い，一家の大黒柱として 1 日でも長く生きようと懸命に努力していました．入退院を繰り返す中，「もはや不死身なのでは」と思うほど何度も生還していただけに，体調が急激に悪化して死に至るまでの過程はあまりにも短期間であっけないものでした．

　「救急外来から帰宅後まもない入院」，そして「死」.

まだ医師になっていなかった私には，この出来事が特殊なのか，それともありふれたことなのかよくわかりませんでした．その後，私が医師となり救急外来診療を行なう中で，この疑問は大きくなり，私にBBAの調査というライフワークをもたらしました．そして，救急外来をより安全な場所にし，自分たちと同じような思いをする家族を減らしたい，BBAや死そのものは不可抗力であっても，家族ができるだけ心の準備ができるようにしたい，という思いが強くなりました．

　近年，修行の甲斐あって自分自身がBBA/診療エラーの当事者になることはかなり減っていますが，診療責任者・リスクマネジャーとなったことで，科内のBBAの分析をしながら患者さんやそのご家族の思いと向き合う機会は多くなりつつあります．同じ経験をした者として患者・家族の側の気持ちが痛いほどわかるだけに，その思いを受け止め，自分がリスクマネジャーとしてどう振る舞うべきか思い悩んでしまうことも少なくありません．
　本書を通じて，BBA事例を抽出し分析する仲間の輪が広がり，つながり合う機会となればと思います．

　最後に，本書の執筆の機会を与えてくださった昭和大学医学部内科学講座の矢嶋宜幸先生，執筆にあたりいつも私を温かく励まし導いてくださった中外医学社企画部の桂彰吾さんに深く感謝申し上げます．

　　　2025年2月15日

　　　　　　　　　　　　　　　　　　　　　　　　　　　　　垂水庸子

# ・目　次・

## 1 Bounce-back Admission とは ................................................. 1

症例 1: BBA 後に死亡した，透析患者の発熱　1

» Short-term Bounce-back Admission とは ........................................ 2
» Bounce-back Admission を利用したエラーの分析 .......................... 5
» 本症例の Bounce-back Admission は
　避けがたいものであったか？ ......................................................... 6
» Bounce-back Admission の段階で治療を修正する
　ことを可能にしよう～命を救える BBA と救えない BBA～ .................... 7
» 患者・家族の心情は？ ..................................................................... 9
» 本書における BBA 事案の分析とその対応策の提案にあたって .......... 10

## 2 問診・病歴聴取 ............................................................................ 12

症例 2: 受診動機の聴取により BBA を回避した，動悸　14
症例 3: 紹介元での処置について引き継ぎ不十分であったために
　　　　BBA となった外傷　23

» 病歴聴取を制する者は救急外来診療を制す?! .................................... 12
» 病歴聴取のゴールは，
　「あなた（担当医）自身が状況を理解できるまで！」 ............................ 13
» 紹介患者の情報の整理の仕方 ......................................................... 22
» 「救急を受診した理由」につながる「社会的背景」を把握する ............ 25

v

# 3 》 身体診察 ········· 28

症例 4: 発症経過の再確認と所見変化の追跡により
　　　診断に至った，急性下肢痛　30
症例 5: 身体所見の異常が適切な解釈に結びつかず，
　　　診断が遅れた重度の痰がらみ　33
症例 6: 繰り返しの診察と診断的治療により適切に診断できた
　　　上腹部痛　36
症例 7: 患者の自己診断に影響されず反復診察により
　　　診断できた上腹部痛　37
症例 8: 症状を頼りに画像検査をして診断し損ねた腰痛　38
症例 9:「本物」の所見への気づきが正しい診断につながった
　　　若年者の体動困難　42

》問診から予想した疾患に妥当性のある所見なのか，思い込みを捨てて
　検証する（引き継ぎを受けた症例は，必ず一度身体診察をする）········ 30
》バイタルサイン＋全身を系統的に診る＋追加の所見を取る
　（ルーチンは必ず診る・電子カルテのひな型を活用する）······················ 32
》病態生理と所見を組み合わせて考える ················································ 34
》所見の現れる順番，重症を意味する所見を知っておく，
　繰り返し診察する ··········································································· 36
》痛い場所に所見があるとは限らない ··················································· 38
》個々の疾患に対する所見の感度と特異度を意識する ····························· 39
》異常があると思って診る ·································································· 41
》偽物と本物を見分けるツールを持っておく ··········································· 41
》受傷機転とチェックすべき所見のセットを持っておく ···························· 43
》どうせわからないと思ってあきらめない ·············································· 45
》最後に～患者を安全に帰宅させるために必要なその他の視点～ ··········· 46

# 4 >> 検　査 ......48

症例 10: 適切な検査ステップが踏めず BBA となった
喘息患者の側腹部痛　51

症例 11: 下されていた診断が患者の症状に合致せず，
画像の見直しにつながった腹痛　58

症例 12: 検査前診断を重視し，
画像検査の追加により確定診断できた突然の胸痛　62

症例 13: 肺炎診断のための胸部 CT で動脈解離を見落とし，
BBA となった失神　66

症例 14: 訴えの変化と診療引き継ぎにより，
画像診断を誤った認知症患者の腹痛　67

症例 15: 不適切なひな型の利用が検査の確認漏れと
BBA につながった嘔気・転倒　68

>> 救急における検査の目的 ......49
>> 検査の計画 ......50
>> 検査結果の解釈 ......57
>> 検査の継続 ......61
>> 結果の見落としへの対処 ......66
>> 偶発的な異常への対処 ......70

# 5 >> 診　断 ......73

症例 16: 奇妙な訴えだが経過・随伴症状と身体所見から
速やかに診断できた腹部症状　76

症例 17: 「緊急性」を否定しようとして，
手術適応の疾患を診断し損ねた腹痛の BBA　76

症例 18: A/P カルテの A の補完から原因の診断につながった，
「ふらつき」の BBA　80

症例 19: 研修医は虫垂炎を疑っていたが，
A の内容から診断が修正された右下腹部痛　85

vii

症例 20: 未診断だが特徴を捉えて引き継いだことが
　　　　　診断につながった息苦しさ　86
症例 21: Red flag sign と軽微な検査異常に着目し，
　　　　　適切な診断ができた腰痛　87

≫ 目指すのは「緊急性の除外」ではない．
　診断をつけることを目指そう ……………………………………………… 75
≫「カルテを書くこと」を活用しよう．
　診断根拠をきちんとまとめることが見落としを減らす ………………… 78
≫ 診断は検査でするのではないが，
　検査結果の見落としは言い訳ができない ………………………………… 82
≫ 診断がつかない時は無理につけない．勇気を持って後医に託そう …… 83
≫「後医は名医」だが，初期診断のきっかけとなる所見を
　謙虚に振り返り，類似した症例の診断に活かそう ……………………… 86

# 6 ≫ 帰宅判断と帰宅説明 ……………………………………… 90

症例 22: 帰宅時の指示により翌朝を待たず救急外来を
　　　　　再受診できた咽頭痛の BBA　96
症例 23: 入院を拒否して帰宅したふらつき，脱力の BBA　106

≫「帰宅判断」における大切な軸 ……………………………………………… 91
≫ 救急外来診療の不確実性について患者とどう共有するか …………… 95
≫ 帰宅後の療養における患者の安楽・安全・自立を
　どう担保するか？ …………………………………………………………… 97
≫ 医師の考える入院の適応と患者の希望が合致しない時，
　どう対処すればよいか？ …………………………………………………… 104
≫ 患者と関係をつなげておくために ………………………………………… 108

# 7 Bounce-back Admission の事実とどう向き合うか ······ 112

症例 24: 待機的検査の適応と判断され,
2 日後の検査の結果 BBA となっためまい　125

>>「患者の帰宅後に判明した未対処の異常」にどう対処するか ············ 115
>>「症状を理由とした帰宅後の再受診」にどう向き合うか ····················· 120
>> BBA となった時，徴収した時間外選定療養費は返還すべきか ········ 124
>> その他想定される BBA に関連したクレームへの対応 ······················· 127

# 8 安全な救急診療のために医療機関や社会に求めること ······ 131

>> 経過観察入院を許容する空気 ············································· 132
>> 一定数の空床 ·················································· 133
>> 専門診療科のバックアップ ····································· 134
>> 科選定の困難な患者の行き先 ································ 135
>> 病院内でのメディカルコントロールと,
それに対する経営陣の理解 ··································· 136
>> 余裕のある診療体制 ·········································· 138
>> 市民の理解/学校教育 ········································ 140

**事項索引** ························································· 145
**疾病索引** ························································· 148

ix

# Bounce-back Admission とは

Bounce-back Admission とは，帰宅後まもない予定外入院＋死亡のこと．

> **症例1: BBA 後に死亡した，透析患者の発熱**
>
> Y さんは58歳男性．保健所に勤務する医師であった．
>
> 40歳の時に Budd-Chiari 症候群（肝静脈下大静脈閉塞症）と診断され，二度のIVR（血管内治療）歴があり，慢性腎炎と造影剤腎症による慢性腎不全で週3回の維持透析を受けていた．進行する肝不全と慢性腎不全の管理は難しく，Y さん自身による科学的な管理方針と，強靭な意志，妻の献身的なサポートにより生活が成り立っていた．
>
> Y さんにはそれぞれ医師，看護師を目指す二人の娘がおり，二人を無事，一人前の社会人にすることが目標であり生きがいでもあった．
>
> 20XX 年の3月20日ごろから，Y さんは腰を中心とする筋肉の痛みを自覚するようになり，これまで経験したことのない症状に不安を感じつつも，まもなく控えた転勤に向けて残務処理に忙しく過ごしていた．4月1日土曜日の朝に40℃の発熱がみられたため，妻の運転する車でかかりつけの透析クリニックを受診した．クリニックの医師は，クリニックでできうる検査をしたうえで，熱源不明と判断した．そして高熱で辛そうにするY さんにロキソプロフェン1錠を服用させ，午後一番で同地域の基幹病院であるS病院を受診するよう紹介状を作成し，いったん帰宅させた．
>
> 自宅に帰ったY さんはロキソニンが効いたことで体が楽になり，昼食を摂取してからS病院に向かった．Y さんも妻も入院を覚悟していたが，救急外来を受診した結果，2日後の月曜日に再診の方針となり，ロキソプロフェンの追加処方を受けて帰宅した．翌日は大きな変化なく過ごしたが，4月3日月曜日の朝，Y さんの収縮期血圧は70 mmHg 台であり，明らかに具合が悪そうだった．近所の目もあるため救急要請はせず，娘の介助でやっと自家用車に乗り込みS病院を受診．重症敗血症の診断で緊急入院した．
>
> 同日夜，Y さんは一般病棟から集中治療室に収容され，抗菌薬投与に加えて人工呼吸管理，持続濾過透析などの集中治療が開始された．血液培養から黄色ブドウ球菌が検出され，toxic shock 症候群の診断で治療が継続されたが，4月5日未明に死亡に至った．

## Short-term Bounce-back Admission とは

　Short-term Bounce-back Admission は，2013 年に Gabayan らにより提唱された概念[1]で，帰宅後まもない予定外入院のことである．

　近年，医療の質を向上させるために各施設でクオリティ・インディケーター（QI：根拠に基づいた医療の実践度合いを測定するための指標）が設定されている．

　ER では，重症度や緊急度の異なる様々な疾患や外傷の患者を扱うため，他の領域（特定の専門領域）の医療と比較して診療の質を評価することが難しい．多くの施設では救急車の応需率や救急車の受け入れ台数，診療件数，救急外来の滞在時間（入院が決定するまでの時間），緊急手術やカテーテル治療が必要な患者の来院から手術開始までの時間などが指標にされているが，ER の特徴である多様性と，ER の使命である「全ての患者について適切な重症度・緊急度の判断を下すこと」，「適時に適切な治療を提供すること」を反映する指標としてはいまひとつ物足りなさがある．

　特に，中等症以上の患者が救急車だけでなく walk in でもたくさん来るような病院では，応召の義務により，すでに来院した walk in の患者の対応が優先され，救急車を全て応需しきれないことがある（＝応需率が低い）．あるいは，救急車を受け入れるだけ受け入れて患者が不幸な転帰をたどっている病院（＝応需率の過大評価）や，特定の症状の患者だけを選んで搬送してもらっている病院（＝緊急治療までの時間の過大評価）もあるかもしれない．

　Short-term Bounce-back Admission は，患者が帰宅したあと，予想に反して状態が悪化し入院になることである．「患者の満足度の高い ER は，入院の必要性判断が的確で，治療によって順調に回復する」という前提に基づくならば，Short-term Bounce-back Admission は患者にとって好ましくない事象であり，救急外来の診療の質を反映する指標となりうることが証明されている[2]．

　ちなみに筆者は，15 年ほど前から勤務先の救急外来で帰宅後 7 日以内の予定外入院，すなわち 7-day Bounce-back Admission（7d-BBA）のモニタリングを行なっている．7d-BBA かどうかの認定は，帰宅した症例の中から 7 日以内に入院した症例を抽出し，診療記録から①帰宅時の診断と治療方針，②具体的かつ積極的な再診指示があるか，③患者が再受診した理由，④入院となった理由，⑤入院時の診断を一つ一つ振り返り，予定外入院かどうかを判定することで行なう 図1 ．

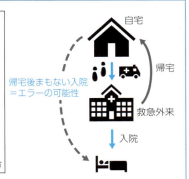

- 患者が医師の指示に基づいて救急外来から帰宅後、7日以内の予定外入院または死亡

除外基準
- 救急外来受診の前から予定されていた入院
- 検査入院（緊急検査の適応を除く）
- 待機手術のための入院
- 社会的入院・患者またはその家族の希望による入院
- 既知の悪性腫瘍の増悪
- 警察からの連絡により死亡の事実が判明した、死亡日不明の者

適用基準
- 帰宅時と予定外入院時の診断が異なる場合
- 入院時に患者の状態が担当医の予想を越えて悪化している場合

**図1** 7-day Bounce-back Admission; 7d-BBAの定義
(Tarumi Y, et. al. Ther Clin Risk Manag. 2019; 15; 647-58[2]より)

　BBAは当然のことながら帰宅させた患者にしか発生しないため、極論を言えば患者を全て入院させてしまえば発生を回避することができる。しかし、そうやって入院させても入院させた患者に適切な処置が施されなければ、入院の機会は無駄になる。患者はただ入院させればよいのではなく、入院によって得られる利益を十分考慮したうえで、入院させるかどうかを決めなければならない。

　その判断のカギとなるのは、①個々の医師の経験と能力により患者から引き出された正確な情報、②検査閾値と治療閾値の概念 **図2** 、③ベストな初期治療は「入院」という環境でなければできないかどうか、そして④患者を病院内で観察することのメリット（急変のリスクと患者宅から病院へのアクセス）である。

　そして入院の適応を判断したあと、医師が患者にどのように入院の必要性を伝えるかも重要だ。BBAは「医師の指示」で帰宅した場合の予定外入院であるため、「医師が入院の必要性を再三説明したものの患者の強い意志で帰宅した」ならばBBAにはあたらない。しかし、医師がどのように説明するかによって患者の理解や選択は少なからず影響を受けるので、本当に入院が必要と考えているならば、そのように説明しなければならない。

　例えば、患者の状態が治療閾値を超えており、さらにその治療が入院という環境でなければ実施できない、かつ急変のリスクが高いのであれば「入院をしなければ命にかかわること」を説明しなければならないし、検査閾値と治療閾値の間にいるのであれば、「経過観察入院を提案」するので十分である。また、患者が入院を「強く拒否し」帰宅した場合と、「希望せず」帰宅した場合を同等にはとらえられない。

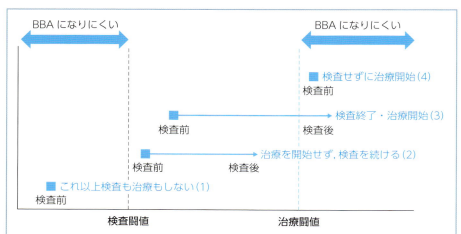

**図2** 検査閾値と治療閾値とBBAとの関係

註）上図はそれぞれ，次のように整理される．

| | 解釈 | 具体例 |
|---|---|---|
| (1) | 検査の前に検査の必要性がないと判断される事例 | 3日前から便が出ておらず，1時間ほど前から急に下腹部が痛くなったが，診察の前に大量の便が出たらすっかり良くなった（便秘症） |
| (2) | 救急で必要な検査を終えた段階でもまだ必要な検査がありそれが終わるまでは治療に入れない事例 | 排便時に少量の出血があり受診．直腸診で腫瘤が触れたが採血上貧血なし（直腸癌の疑い） |
| (3) | 検査終了後に診断が定まり治療を開始する事例 | 2日前から喀痰・咳嗽があり，当日朝から38℃の発熱と息苦しさがあり来院．画像上，右肺中葉に浸潤影があった（右中葉肺炎） |
| (4) | 検査をする前から治療開始の閾値を超えている事例 | 30分前，蜂に刺されてから全身のかゆみを自覚し，咳き込み，息苦しい．病院にたどり着く前に2回意識を失い倒れた（アナフィラキシー） |

　ちなみに本症例は初回診察時に診断がついておらず，これらの中から選ぶなら（2）になる．しかし，重症感染症の場合にはエンピリック治療，すなわち，検査結果を待ちながらとりあえずの抗菌薬治療を開始する（2＋3）という選択肢がある．経験豊富な医師であればYさんが菌血症であることを予測しえた．Yさんの基礎疾患から鑑みても重症化のリスクは高く，各種培養を提出後に抗菌薬治療を開始してもよかったのではないだろうか（ただし，感染症についての知識が普及した現在ではこの治療方針は常識だが，Yさんが亡くなった当時はそうではなかったことを申し添えたい）．

「入院を強く勧めたが患者が拒否して帰宅してしまった場合」を除いて，帰宅後まもない予定外入院は，BBAである．かなり頑固な患者でも，半数ほどは家族の説得により帰宅を回避できるため，家族の同席のうえで説明するなどして最大限の努力をすることが重要だ．

　余談だが，BBAは広い意味で帰宅判断のエラーなので明らかに軽症か明らかに重症の患者に限って診療すると，BBAの発生を回避できる．これに気づかせてくれたのは筆者の同僚であった．この医師は半年間の救急出向で「BBAゼロ」を達成した最初で最後の人物である．彼は明らかな入院適応と思われる患者以外は絶対に診察せず，救急車もwalk inも診察を受け付ける前に別の医療機関に行かせたり，翌日の外来へ来るよう促したりする「関所」のような役割を果たしていた．彼と一緒に勤務していると，筆者が患者の来院に気づかないうちに相当数の患者が彼の判断で帰宅させられていたので，苦々しく思っていたのだが，ふたを開けてみると彼はBBAを1例も発生させていなかった．検査閾値未満の患者と治療閾値以上の患者を診察の前に正確に見極めていたのである．

## Bounce-back Admissionを利用したエラーの分析

　BBAに至る要因は大きく2つに分けられ，1つは診断エラー，1つは治療や管理方針のエラーである．これらは，帰宅時とBBA時の診断を比較することで判断でき，診断が異なる場合が診断エラー，同じ場合が治療・管理方針のエラーとみなされる．

　しかし，救急外来では診断に必要な検査を全て実施できるわけではない．また，患者が発症してまもなく救急外来を受診した場合は，典型的な症状・所見を呈しておらず，救急外来で可能な検査を全て実施しても診断に至らないこともある．一般に（敗血症のようにエンピリック治療が必要な状態を除けば），診断がある程度定まるまでは治療が開始されないので，未診断・未治療のままBBAに至る症例も出てくることになる．

　このような症例では，そもそもBBAに至ることがエラーを意味するのだろうか．診断エラーは「患者の健康問題について正確で適時な解釈がなされなかった，もしくはその説明が患者になされなかった症例」と定義されている[3]．診断がはっきりしてから治療を開始しても予後が変わらないのであれば，初回受診時に診断がつかなくても「正確で適時な解釈がなされなかった」ことにはならない．つまり，患者

にとって入院は「安心」以外のメリットにならず，BBAが本質的に患者のデメリットにはなっていない．しかし，患者が初回受診時から健康問題の解決を求めて来院しているにもかかわらず，BBAに至ってしまったのなら，やはりBBAは患者の期待に背く結果である．そこで，少しでも診療内容を改善するよう試みるためにも，筆者は「診断エラー」として扱い，要因を分析することを提案したい．

なお，診断がつかずにBBAとなった症例では，「緊急性の高い疾患の除外」を目的とする診察が行なわれていることが多い．多くの書物に救急外来診療で緊急性の高い疾患を除外する重要性が記載されているので，もちろん誤った診療ではない．しかし，診断が（担当した医師にとって）困難で「緊急性の高い疾患」の除外だけが行なわれているケースのカルテを詳しく見ると，（優しい目で見ても）問診が不足しており，除外すべきと考えられた疾患の内容や，除外の根拠が妥当でない場合が少なくない．このため，診断の記載がなく「緊急性のある疾患だけは除外した」ケースについても，その結果BBAに至れば診断エラーとして扱うべきと筆者は考えている．

治療・管理方針のエラーは，主に治療の内容が適切でないために入院に至るケースである．しかし，これも「帰宅時とBBA時の診断が同じもの」で分類すると，帰宅時に医師が正しく処方や指導をしたが患者がそれを守れなかったケースや，治療自体は有効であっても疾患を契機としたADLの低下がもとで自宅療養が困難となってしまい入院に至るケースが含まれる（社会的入院によるBBAや，入院の指示を患者が無視して帰宅した場合を除く）．これらは確かに医療者によるエラーではないかもしれないが，帰宅させずに入院で管理すれば症状の悪化が防ぎえたのであり，やはりエラーとして扱うべきだろう．この点は個々の医師でも判断が変わりうるため，エラーの認定は複数の医師で行なうことが望ましい．

## 本症例の Bounce-back Admission は避けがたいものであったか？

本症例では，透析クリニックの医師が血流感染を濃厚に疑っており，紹介状が発行されている点からも，S病院での判断は診断エラーではなく治療・管理方針のエラーであったと思われる．

Yさんは4月1日付で新任地に異動が決まっていた．これまでの職場では十分な理解を得られていたが，透析のため週3回早退することや，持病の悪化によりしばしば病気休職する可能性があるため，きちんと顔合わせしておきたいという思いが

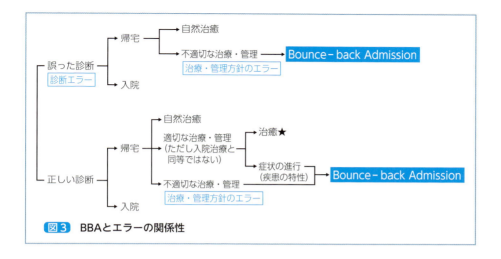

図3 BBAとエラーの関係性

強く，なんとか4月3日に出勤したいと考えていた．Yさんが（入院でも仕方ないと思いつつも）帰宅を希望した点は，担当医の帰宅判断に影響した可能性がある．

Yさんは基礎疾患として非代償期の肝硬変があり，栄養状態もよくなかった．病理解剖では肝静脈-下大静脈間ステントに大量の疣贅が付着しており，血流感染巣となっていたことが推測された．仮に，4月1日の時点で入院して抗菌薬が開始されたとしても，病状の進行は抑えられなかった可能性がある．

以上の2点から，Yさんに受診当日の入院を強く説得していれば，BBAそのものは回避できたかもしれないが，有効な治療を施しながら外来治療をうまく行なうことでBBAを回避する（ 図3 ★）ということはできなかったであろう．

 Bounce-back Admissionの段階で治療を修正することを可能にしよう〜命を救えるBBAと救えないBBA〜

BBAは帰宅後まもない入院であり，「診断・治療の遅れの結果としての入院」を意味する一方で，「治療の修正の転機」でもある．なかには入院でも外来でも治療の本質が変わらない疾患もあるが（※経口でも注射でも吸収率の変わらない抗菌薬による治療など），一般的には入院のほうが質の高い管理ができる疾患のほうが多い．「外来で原因検索を進めながら症状が明らかになるまで慎重に待ってみた」，「とりあえず外来でできる治療をやってみた」，そして適切なタイミングで治療方針の見直し

を行なった結果，入院への方針転換として BBA が生じるならば「命を救える BBA」
だ．

　救急診療後の帰宅時において，症状の原因がわかり，症状が安定し納得して帰る
患者が多い一方，原因がわからず（診断がつかず）帰宅することが不安な患者や，症
状が残存したまま帰宅することが不満な患者もいる．では，これらの患者をみな入
院させればよいかというと，診断が明らかでない時ほど，救急の医師は「このよう
な患者を入院させたら翌朝，どこの診療科が引き受けてくれるだろうか」という不
安と闘うことになる．診断が未分化な患者の引き取り手がないこと，社会的背景が
複雑な患者の引き取り手がないことは，残念ながらよくある事態で，診療システム
上の不備である．が，これを一度経験すれば，たいていの医師は「いかにして入院
させないか」という発想に至るだろう．そしてこのような場合の多くで，医師には
「なんとか帰宅させたい」という思いに加えて，「帰宅させたあと朝まで絶対戻って
きてほしくない」という思いに至ってしまうのである．

　帰宅することが不安・不満だった患者にとって，BBA は想定の範囲内（「やっぱ
り私の思っていたとおりになっちゃったじゃない！」），安心して帰宅した患者にとって
は想定外の事態だが，いずれも初療医の誤判断に映るに違いない．しかし前述のと
おり，たとえ検査設備の整った大学病院という環境であったとしても，そもそも救
急では確定診断がつかないことのほうが多い．病院がすぐ近くにあり，症状が出た
らすぐ病院に行く患者ほど，症状が典型的になる前に病院に来てしまうので，この
傾向が強くなる．帰宅＝大丈夫ではなく，「帰宅してから翌日（翌営業日）の再受診
までは責任を共有（シェア）して経過観察に協力してください」と医師は申し出な
ければならない．

　BBA にならないほうがよいが，BBA を恐れてもいけない．診察終了時に患者が
入院しないと決まった瞬間から，潜在的な判断の誤りを想定し，どうやったら適切
なタイミングに再来してもらえるかを考えたほうがよい．患者の利益を第一に考え
るのであれば，医師は，診断が誤っているかもしれない，あるいは診断が合ってい
ても処方する薬が効かない場合もあるかもしれないと考えて，適切なタイミングで
救急外来あるいは翌日外来への再受診を促す方法を考えることが重要である．でき
るだけ受診させたくないという気持ちを優先して，治療修正のタイミングを逃して
はいけない．帰宅判断の際，入院して経過を見るほうが安全であれば入院を勧め，
帰宅させる場合には，次回の受診，すなわち治療方針を再考するタイミングを適切
に設定する．そして必ず，どのような状態になったら救急外来を再度受診してほし
いかを伝え（※例えば，下痢を伴わない嘔気と腹痛の患者であれば，右下腹部の痛みを自

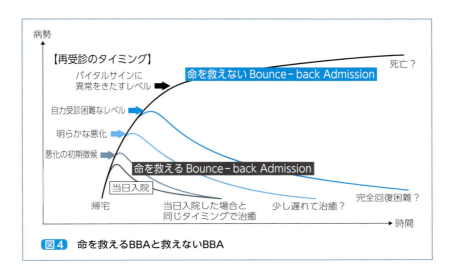

**図4** 命を救えるBBAと救えないBBA

覚したら），命を救えるBBAを目指したい 図4 ．

　本症例は，即日入院でも救命できなかった可能性が高いとはいえ，確定診断を下したり根本治療を開始したりすることなく患者を帰宅させた結果，入院時にはかなり状態が悪化しており，残念ながらどうがんばっても命を救えないBBAになってしまった．

##  患者・家族の心情は？

　Yさんの命が危ないと知った時，妻は「S病院の医師の対応が悪かったからだ」と二人の娘に言った．医学部卒業を1年後に控えたYさんの娘は，「お母さん，明日は我が身だよ．お父さんが帰りたいと言ったのかもしれないでしょう．今回，お父さんはいつになく焦っている様子だったのだし，全てが先生のせいだとは限らないよ」と言って，母（妻）をたしなめた．

　とはいえ，Yさんが亡くなったあと，妻と二人の娘はYさんの初回受診，そして2回目の受診のタイミングが遅かったのではないかと長く悩まされ続けた．

　その後，医療職に就いた二人の娘たちは，それぞれ職場で経験を重ねるにつれ，すでにYさんの体調が限界にあり，いつこのような状態になってもおかしくなかったことが理解でき，心が軽くなっていった．しかし，Yさんの闘病を間近で見てき

た妻は，満身創痍の中，毎日無理して仕事に行くYさんが「二人の娘が一人前になったら退職してゆっくり旅行にでも行こう」と言っていたのが頭から離れず，20年近く歳月がたった現在でも当時の状況を思い出しては涙を浮かべ続けている．

## 本書におけるBBA事案の分析とその対応策の提案にあたって

　繰り返しになるが救急外来には，救命救急センターとは異なり，様々な緊急度と重症度の患者が来院する．少なくとも救急要請時の緊急度が高くないことは間違いないが，診察によって明らかになる重症度は様々で，当然ながら緊急度＝重症度の比例関係にはない．そして緊急度が短時間に変化（いわゆる急変）する患者もいることがさらに診療を複雑にし，医師・コメディカルともに高いマネジメント能力を必要とする場にしている．

　救急外来では，BBAだけでなく患者の急変・死亡や，暴言・暴力，対処困難なクレームなど不幸な事案が起こりやすいが，これら個々の事案と向き合うこと，その要因を分析することは必ずしも容易ではない．個々の患者の状態（緊急度・重症度だけでなく，傷病の内容，基礎疾患，発症から来院までの時間，そして，家庭環境や職業，時間の自由，性格や認知機能，心理状態など）が様々であり，受け入れる医療チームを取り巻く状況（医療機関の規模，平日か休日か，日中か夜間か，チームメンバーの経験年数や人数，得意分野，疲労度，どのような患者が同時に何人来院しているか，また天気や季節，流行性疾患の発生状況や患者と担当医の相性，人間関係まで……本当に様々なこと）が影響するからである．

　一般に，よくある疾患の患者が典型的な症状を示していれば，多忙でも多くの医師が正確な診断を下すことができる．しかし，症状が少し典型的でなくなり，検体検査の結果が予想と異なれば，それだけで診断は難しくなり，さらに忙しさが加われば診断を誤ってしまう可能性も出てくる．そして，多忙な時にあまり救急で出会うことのない疾患の患者が来院すれば，（専門医から見たら）症状が典型的といえる場合であっても診断は難しい．結果として診断に時間がかかり，本症例のように入院した時には患者の病状がかなり進行していることもある．

　忙しさによって診療の質が変化し，また診療の目的が変わってしまうのが，救急外来診療の苦しさである．救急診療に関する多くのマニュアル本には，「緊急性を否定せよ（＝きちんと診断できなくても緊急性の高い疾患だけは見落とさないようにしよう）」と書かれているが，目の前の患者から医師がどのような情報を得られたか

によって想起される「緊急性」は異なってくる．その患者の「緊急性を除外できた」とされる状況は，「いつでも」「誰でも」全く同じ状況にあることを意味していない．それは，忙しい時ほど（診断の主な材料となる）病歴の収集が不十分となり，身体診察を十分にせず検査に頼りがちになったり，診断に対するバイアスが生じやすくなったりすることが背景にある．患者との意外な会話のやりとりから思いついたり，ふと思い立ったりして行なった診察や検査が診断につながった，でも正直危なかった，そんな経験は誰にでもあるだろう．

　もちろん，過去の診療エラーの分析を通じて，どのような施設でも安全に，スタッフの個人差によって患者を不幸にしないようにとガイドラインやチェックリストが開発され，施設ごとにも様々な診療上の工夫がなされている．それでも小さなトラブルが絶えないのは，救急外来の安全管理がきわめて複雑なためである．加えて，高齢化と核家族化による救急診療の需要増大はこの状況に拍車をかけている．

　帰宅させなければBBAにはならない．しかし入院さえすれば完璧に安全が得られるのだろうか？　入院によって得られるメリットは，①入院でしかできない治療が開始できること，②救急診療を直接担当したスタッフ以外の多くの目に患者が置かれること，③継続的なモニタリングによって状況の変化に速やかに対応できること，の3点しかない．これらのメリットはたいへん大きいが，前述のとおり入院後の対応が適切でなければやはり不幸な転帰をたどりかねない．

　本書では，筆者が救急外来の場で経験した様々なBBA症例・BBAになりかけた症例と向き合い，どうすればBBAを防ぐことができたか，命を救えるBBAにできたかを検証していくとともに，生じてしまったBBAへの対処についても紹介していく．BBAを意識すれば，救急診療が変わる．本書と出会った方々の，救急診療における安全管理のヒントになれば幸いである．

◆参考文献
1. Gabayan GZ, Asch SM, Hsia RY, et al. Factors associated with short-term bounce-back admissions after emergency department discharge. Ann Emerg Med. 2013 ; 62 : 136-44.e1.
2. Tarumi Y, Harada T, Saito T, et al. Usefulness of bounce-back admission in monitoring the quality of practice in the emergency department. Ther Clin Risk Manag. 2019 ; 15 : 647-58.
3. 綿貫　聡. 診断エラーとは何か. 医療の質・安全学会誌. 2018 ; 13 : 38-41.

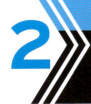

## 問診・病歴聴取

患者の訴えを「共通の理解」にして適切な医学的表現に変換する．コミュニケーション力を磨こう．

　Bounce-back Admission（BBA）を減らすために，問診・病歴聴取では，どのようなことに注意すればよいだろうか．

　ちなみに，我々が十分な問診を取らなかったことが原因で患者が亡くなってしまったり，悪い結果をもたらしたりした場合，裁判では「問診義務違反」として損害賠償責任が発生するそうである．

　BBA を防ぐには，「正しい診断」に基づく適切な治療と，「病状悪化の予測や医療へのアクセスを考慮した適切な方法での自宅療養」が必要となる．したがって，問診ではいわゆる SAMPLE OPQRST をはじめとする①<u>正しく診断するために必要な情報</u>はもちろん，患者の②<u>生活環境・キーパーソンや介護・福祉との関わり</u>，③<u>かかりつけ医（外来主治医）との関係性や，かかりつけ医へのアクセス</u>を念頭に必要な情報を聴取する必要がある．

　本項では，病歴聴取のちょっとした「仕損じ」により BBA につながりやすい状況に着目し，BBA を回避するための取り組みについて考えてみたい．

 ## 病歴聴取を制する者は救急外来診療を制す?!

　筆者が初期研修医のころ，救急の道を考えていると伝えると，「救急なんて所詮パターン認識だから，すぐに飽きるよ」と言われたことがあった．

　確かに，20 年ほど経験を積み重ねた今，簡単に症状と経過を聞けばおおかた診断が予測できるようになった．一方，丁寧に情報を聴取し，整理することでやっと診断にたどり着く症例も少なくなく，これが筆者を今でも救急医療に惹きつける理由の 1 つになっている．臨床経験を積み重ねることで，直観的判断によって速やかに診断のつけられる症例を増やしつつ，安易に型に当てはめず丁寧に評価が必要な症例を的確にピックアップする力も身につけていきたいものである．

　救急外来では実施できない検査があったり，検査を実施しても，特異的な結果が

得られなかったりすることがある．しかし，救急診療に限らず，診断の約80％は病歴によりなされるといわれ[1]，医学が進歩した現在でもそれは変わらない．つまり，診断に必要な情報を得るうえで最も重要なのは病歴聴取であり，いかに忙しい救急でも，いや忙しい救急だからこそ，問診をおろそかにしてはならないのである．

## 病歴聴取のゴールは，「あなた（担当医）自身が状況を理解できるまで！」

では，問診はどのように取ればよいのか．

筆者が大事にしているのは，患者が「普段と違う状態」になってから，「なぜ今受診しようと思ったのか」に至るまでを，自分自身が理解できるまで確認し続けるということである．患者の訴えを「共通の理解」にして「適切な医学的表現」に変換するという作業を怠らないことが重要だ．

また，この過程で「診断を下そう」，「診断ができなくても病態診断は下そう」とする医師の真摯な態度が結果として患者との信頼関係の構築にもつながると考える．信頼関係こそがBBAを減らし，命を救うタイミングでのBBAにもつながると心得て，救急隊員や看護師の情報だけに頼るのではなく必ず患者や家族から直接話を聞くようにしたい．

しかし，残念なことに全ての患者から，思うように情報が聴取できるとは限らない．他にも複数の患者を診療中であれば，どうしても病歴聴取に時間をかけることは難しくなる．患者自身の理解力が低い場合や，コントロール不良の精神疾患・重度の認知症があり適切な付き添いがいない場合は欲しい情報に到達しにくい．また，「断らない救急」を掲げる施設には，コンビニ受診，頻回受診者，アルコール関連，ホームレス，暴言・暴力，クレーマーなどが来院し，思うように診療が進まないこともある．

まずは，できるだけスムーズに診断に必要な情報を得るための方法を紹介したい．

## 救急外来で正しく診断するための病歴聴取の心得 10 か条

1. 陰性感情をコントロールする
2. 主な 3 つの症状あるいは特徴から妥当な鑑別診断を最低 3 つあげる
   最もありえそう（most probably）・だったら困る（must rule out）・その他可能性のある（possibly/others）．どれでもなかったら何がありうるかをきちんと考えておく
3. 症状に気づいた時の状況（何をしている時，どのように始まった）は必ず押さえる
4. なぜこのタイミングで受診したのか，誰の判断で救急要請したのかを明確にする（受診動機）
5. 何が心配なのか，一番解決してほしい症状は何か（問題の本質は何か）
6. 心因性で起こりやすい症状や，ちょっと奇妙な表現でもまずは器質的疾患を疑って情報を聴取する
7. 来院するまでの患者の状況を 100％理解するまで確認を続ける．情報があいまいなら，第三者から情報を取る．「ない」のと「聞いていない」のとは本質が違う
8. 患者の言葉を医学的表現に変換する
9. 来院までの経過は，最終的に時系列が一方向になるよう整理する
10. 何からどのように聴取するか，症候ごとのルールを持っておく

この 10 か条について症例をもとに考えていこう．

### 症例 2: 受診動機の聴取により BBA を回避した，動悸 •••••••••••••••••••

Aさんは 70 歳代女性．数年前から慢性的に腰の痛みがあったが，3 日前に大掃除で少し重い家具を動かしてから痛みが強くなった．来院前日の 23 時ごろから動悸がし，30 分ほど様子を見たが改善しないため救急要請した．

本症例の来院時刻は 0 時過ぎ．疲労もたまりそろそろ休みたいという欲求が高まる時間帯である．何を意識して診察に入ればよいだろうか．

## 2 ▶ 問診・病歴聴取

## ▶陰性感情をコントロールする 1

## ▶まず時間外に受診せざるを得なかった理由や，救急車を呼ばざるを得なかった状況を"理解"する 4

前述のとおり，救急外来には様々な社会的背景の患者が突発的に来院する．勤務開始後まもない，比較的体力的に余裕がある時間帯には，どのような患者にもある程度柔軟に対応できることが多いが，0時を回ったころから陰性感情との闘いが始まる．しかし，自分自身のためにも，その陰性感情を決して患者にぶつけてはならない．

陰性感情のコントロールはエラーを防ぐことでもある．エラーを起こしやすい状況は"HALT" 表1 で表され，「エラーを起こしやすい状況にある自分」を認識（メタ認知）し，対策を取ることが役に立つそうである[2]．

表1 エラーを起こしやすい状況 HALT

Hungry（空腹）＝各種欲求
Angry（怒り）＝イライラ
Late（遅れ）＝混雑
Tired（疲れ）

患者が来院を予告してから到着するまで，（病院の多い都心であっても）救急車は最低約10分，walk in は約30分を必要とする．そこで，陰性感情を自覚しそうになったら，まずその時闘っている欲求のうち，患者が来院するまでに解決できるものをできるだけ解決してしまうとよい．トイレに行く，水分をとる，何か食べる，外の空気を吸う，5分寝る．ちょっとしたことだが，これらによって精神的余裕が生まれる．

そして，複数の患者を診療中の場合は，一度各患者の診療の進捗状況を整理する．「今，何を待っている患者か」が明確になることで，その後の作業手順が明確になる．また，複数のスタッフで勤務する施設では，手の空いたスタッフの存在が明確になることも少なくない．

どうしても感情をコントロールすることが難しいと感じてしまう時は，自分を捨てて「穏やかな医師」という役の俳優になってしまうとよい．声のトーンが強い，大きい，速いと患者のほうもイライラしたり萎縮したりし，決して良い結果にならない．声のトーンを落とし，ゆっくり話す，（少し努力して）優しく，夜間救急を受診せざるを得なかった状況（受診動機）を把握しつつ，共感と配慮を言葉にしてみよう．

最初に「こんばんは，大変でしたね」と話しかける．これは筆者ではなく，同僚がしていることだが，この一言が患者を一番癒すのではないだろうか．

研修医の B はトイレに行ったあと，外の空気を吸い，指導医の C はお茶を飲んで5 分仮眠をとった．

「A さんこんばんは．担当する救急科の C です．こんな寒い夜に苦しくなって心配でしたね」，「今はご症状いかがですか？」，「救急車を呼んだのはとても苦しかったからですか？」と声かけをし，A さんからは「今も動悸が続いています．様子を見たけれど全然良くならないので呼びました．こんな夜分に先生方もお疲れのところ申し訳ありません」と応答があり診療が始まった．

▶ **主な 3 つの症状あるいは特徴から妥当な鑑別診断を最低 3 つあげる** ❷
▶ **症候に即した病歴の内容，取り方を用意しておく** ❿

忙しい時，誰もができるだけ短時間に効率的に病歴聴取を終えたいと考える．そうした時にいわゆる「緊急性の高い疾患」を否定して終わりにされているケースは多い．

例えば，5 killer chest pain．これは胸痛の患者で否定すべき 5 つの疾患である急性冠症候群，肺塞栓症，急性大動脈解離，緊張性気胸，食道破裂を指す．だが，同じ胸痛でも患者が「2 日前から徐々に増強する，右側胸部のびりびりするような痛み」で来院していた場合，これらの疾患を否定して診療を終えることは妥当な診療，患者のニーズに応えた診療といえるだろうか？

そこで，ここでは緊急性の高い疾患だけではなく，「①most probably（most likely），②must rule out（critical），③possibly は何か」を意識してから診療に入ることをお勧めしたい．患者の「1 つの症状」だけから鑑別疾患に順位をつけることは難しいため，主訴に主な随伴症状 2 つを組み合わせて「3 つの症状」から当てはめていく．主訴の発症経過と症状の性状を合わせて「3 つの特徴」をそろえてもよい．この最初のステップがうまく適合しない場合は，丁寧に情報を聴取しなければならないケースである．

最終的には鑑別をしっかり絞り込むための情報をそろえる必要があるが，症候ごとに初めに聞く質問を 3 つほど用意しておくと，緊急性の判断を含め効率的に問診が進んでいく．

## 2 ▶ 問診・病歴聴取

**表2** 鑑別のための3つの質問 血便を主訴とする場合

|  | A. 先行する症状 | B. 腹痛・肛門痛 | C. 血便の性状 |
|---|---|---|---|
| 憩室出血 | 特になし<br>（急な便意や便失禁） | なし | 大量の血便 |
| 細菌性腸炎 | 生もの摂取<br>腹痛，発熱 | 周期的な腹痛 | 下痢＋血便 |
| 虚血性大腸炎 | 便秘<br>強い下腹部痛 | 下腹部痛 | 下痢＋血便<br>（出血は少なめ） |
| 肛門裂傷，内痔核 | 硬い便の排出 | 肛門痛 | 断続的で少量の出血<br>（ティッシュにつく） |

例えば血便を主訴とする場合，救急というシチュエーションで，血便以外の情報がない場合の①most probably は憩室出血，細菌性腸炎，虚血性大腸炎，肛門裂傷，②must rule out は出血性十二指腸潰瘍，大腸癌，動静脈奇形や動脈瘤の穿破などの血管性病変，③possibly は直腸潰瘍，炎症性腸疾患，放射線性直腸炎である．①に属する疾患の鑑別を目的にまず3つの直観的質問である A.先行する症状，B.腹痛・肛門痛の有無と C.血便の性状を行なう 表2 ．

この典型的パターンに当てはまらない場合は，非典型的な経過をとるケースか，②・③に属する疾患と考えて少し丁寧に話を聞き，整理する必要がある（System 2 思考）．

動悸について C 医師が用意した疾患は，①不安障害，期外収縮，②肺血栓塞栓，発作性上室性頻拍または発作性心房細動（その他不整脈），③甲状腺機能亢進症，低血糖，発熱（の前段階）であり，3つの質問は，A.動悸の性状（速脈感・大脈感・不整感），B.突然始まったかどうか，C.冷汗・ふらつきを伴うかどうかであった．

**表3** 鑑別のための3つの質問 症例2の場合

|  | A. 動悸の性状 | B. 突然始まったか | C. 冷汗・ふらつきを伴うか |
|---|---|---|---|
| 不安障害 | 速脈感 | No | No |
| 期外収縮 | 不整感・大脈感 | No（間欠的に繰り返す） | No |
| 不整脈 | 速脈感・不整感 | Yes | Yes＞No |
| 二次性洞性頻脈 | 速脈感 | No（肺塞栓を除く） | No（低血糖を除く） |

Ａさんに尋ねると，

A. 胸痛や呼吸困難はなく，「脈が速い感覚」であり，B.「寝返りを打った途端，腰の痛みに息をのみ，そのあとからずっと続いている」と返答があった．C.「冷汗・ふらつきについては横になっているからわからないのかもしれないが，特に感じない」ということであった．

また，救急隊に現場で取ったＡさんの心電図モニター波形を確認すると「洞性頻脈」と回答があった．

そこでＣ医師は，発作性不整脈，肺血栓塞栓症の可能性について検討することにした．

## ▶ 症状に気づいた時の状況は必ず押さえる 3

症状の始まりかたはその疾患の病態と密接に関わることが多く，特に重要な質問である．突然発症の疾患は，いわゆる「ねじれた（捻転）・破れた（破裂・出血）・つまった（閉塞）」に該当する比較的重篤な疾患・緊急処置の必要な疾患が多く，症状が「突然始まったか」どうかは診断のカギとなっていることが多い．また，多くの不整脈も突然発症である．

しかし，患者が「突然始まった」と答えても，医学的には「突然」ではなく，「急性」だったという経験はないだろうか．そこで，患者には「何をしている時・した時に自覚しましたか？」という質問をするとよい．「○○をした瞬間に感じた」という回答が返ってくれば「突然」である．「"よーいドン"で始まりましたか？」，「もし，時計を見ていたとしたら何時何分何秒，今始まったと言える感じですか？」という質問も使える．

物を拾う/重い物を持ち上げる，起き上がる/座る/立ち上がる，走り出す/歩き出すなどは，瞬間的に血圧・胸腔内圧・腹腔内圧が上がりやすく，特に「破れた・つまった」系の疾患が起こりやすい．さらに，「症状がどれくらいでピークになったか」も併せて尋ねておくと，突然発症なのか急性発症なのかをより正確に捉えることができる．

また，「いつから？」を引き出すことが難しい場合は，「いつまでは普段どおり（普段と同じ体調）だったか？」を聞くとよい．

本症例は，「寝返りを打った途端，腰の痛みに息をのみ，そこからずっと」と言っており，突然発症が示唆された．

## 2 ▶ 問診・病歴聴取

### ▶ なぜこのタイミングで受診したのか，誰の判断で救急要請したのかを明確にする（詳細な受診動機）4

### ▶ 何が心配なのか，一番解決してほしい症状は何か（問題の本質は何か）5

　筆者は業務上，研修医の記載したほぼ全ての救急外来カルテに目を通している．その際，「現病歴に"今"来院した理由が書かれているか」，つまり「○○なので受診した・救急要請した」，「××が救急要請した」という記載があるかどうかを特に注視する．だが，実に3割ほどはこのフレーズの記載がなく，外傷系のカルテでは半数以上に記載がない．

　その原因の多くは，救急隊員から話を聞くだけで問診が終わってしまっていることによるものと思われる．幸い，記載されていないカルテのうち半分ほどは前後の内容から来院理由が想像できる．

　しかし，「なぜ，今？」さえ確認されていれば，速やかに診断につながっていたのではないか，患者との関係がこじれなかったのではないか，BBAに至らなかったのではないか，急変を未然に防げたのではないかという症例も少なからずある．筆者自身も，「なぜ，今」について確認することでしばしば予想外の情報を得ることがある．また受診理由が明確になることで，患者への陰性感情がおさまることもある．必ず本人や家族から「何が心配で，なぜ今来たのか」を冷静に確認することをお勧めしたい．

　例えば，「今日の昼ごろ，クレームの電話対応中に様子がおかしくなり，精神科を受診させたいが，まず内科を受診するように言われた」と連絡が入り，時間内ぎりぎりに搬送された20歳代の男性．本人への問診は要領を得ないので，付き添いの同僚に尋ねると「電話対応中に急に茫然自失したようになり，会話が止まってしまった．ショックが大きかったのか，その後あまりしゃべらなくなり，頭が痛いというので会社の医務室に連れて行った．鎮痛薬を飲んで3時間休んだが，頭痛も良くならず様子がおかしいのが心配だ」とのことだった．しかし，実際に診察してみると本人は精神的に強いショックを受けているような様子ではなかった．問診中にしばしば会話に詰まる様子がおかしいと感じたため，日常的によく使う道具2〜3個の名称を呼称できるか確認すると答えられず，最終的に左側頭葉の皮質下出血の診断に至った．

　このように，「普段と様子が違う」，「めったに病院に行きたがらない人が病院に行きたいという」，「症状が次第に悪くなっている」，「（すぐ良くなるはずの症状が）長時間良くならない」，「発症直後に深刻なできごと（例えば意識を失った，転倒した，非常に重度の症状，冷汗や嘔吐など）があった」などは必ず聞き出してほしい．これらの情

報がもとで上腸間膜動脈解離，絞扼性腸閉塞など，red flag の診断につながった症例は多い．

　医師がコンビニ受診と決めつけてかかったために，患者に心を閉ざされ，受診動機を聞きそびれてしまうことのないようにしたい．

　Aさんは「安静にして様子を見ても症状が変わらないから救急車を呼んだ」と言った．

　来院時，発熱はなく，血圧 146/90 mmHg，呼吸数 18/分．心電図は HR 120 bpm の洞性頻脈であった．

　身体所見では腰椎 L2 の圧痛以外に明らかな異常はなく，血液検査では D-dimer が 1.87 μg/mL とわずかに上昇している以外に異常はなく，心筋逸脱酵素の上昇や甲状腺機能亢進もなかった．

　診断できるかではなく「除外できるか」に着目したところ，肺血栓塞栓症の除外が困難であると考えられたため，肺動脈-深部静脈 CT を撮影し，肺血栓塞栓症の確定診断に至った．

▶ 心因性で起こりやすい症状や，ちょっと奇妙な表現でもまずは器質的疾患を疑って情報を聴取する 6
▶ 来院するまでの患者の状況を 100%理解するまで確認を続ける．情報があいまいなら，第三者から情報を取る．「ない」のと「聞いていない」のとは本質が違う 7
▶ 患者の言葉を医学的表現に変換する 8

　「友人に頭の中に装置を埋め込まれたので取ってほしい」，「テクノロジー症状」，「家の中に知らない人がいて毎日自分を監視しているので不安で眠れない」．こんな症状を訴えて救急外来を受診する患者がいたら，精神疾患を疑うし，そう外れることもないだろう．では，「すごく寒い」，「右の耳から左の耳に水が流れる音がする」，「後ろ髪を引かれる感じがして倒れた」，「今日はよく転ぶ」，「尋常じゃない眠気」はどうだろうか？「ツムツム（※ぬいぐるみ「ツム」を消すパズルゲーム[3]）に殺される」は？

　忙しい時や深夜帯に，医学的に解釈が難しい（と感じる）症状の患者が救急外来を訪れた時，「プシコ（精神疾患，心因性）」と決めつけて詳細な問診を取る意欲がなくなってしまった経験はないだろうか？

## 2 ▶ 問診・病歴聴取

「今日はなんだかすごく寒いの」といって深夜に来院した80歳代女性は，「そうか，おばあちゃん温かくしてゆっくり寝てね」と言われて帰宅．翌日の朝方心肺停止状態で再来院し，心筋梗塞であったことが判明した．

また，「たびたび右の耳から左の耳に水が流れる音がする」といって早朝に来院した90歳代女性は「症状が続くなら日中に耳鼻咽喉科に受診するように」と指示されて帰宅．その日の夕方に救急車で再来院し，HR 25～45 bpm の洞不全症候群であった．「水が流れる」タイミングは，pause 後の心拍に一致することがわかった．

患者の訴えは若干奇妙でも，医学的表現に落とし込むよう努力することで時に思いもよらない診断に至ることがある[2]．しかし，運よく適切な検査に結び付けば診断が容易なケースであっても，「絶対に心因性だ」という思い込みが強すぎると，適切な診断には到達できない．

また，このような特殊な症例に限らず，よくある症候でも何かの疾患と決めつけてしまいその他の疾患の可能性を考慮しないと，正しく診断できなくなってしまう．救急隊からの情報も大いに参考にはなるが，救急隊員は短い時間で情報聴取以外にも初期評価や応急処置，搬送など多くの業務を並行して行なうため，必ずしも正確な情報を得ているとは限らない．残念ながら伝達された情報が実際の情報と大きく乖離があったということもあるが，それは救急隊の責任ではない．

とにかく，**患者本人が意識障害や認知症で付き添いがいない場合を除き，できるだけ患者本人や家族から情報を聴取し直すことが肝要である．病歴聴取には最も時間とエネルギーが必要とされるが，ポイントを押さえれば経験が少ないスタッフでも十分可能である．また，最初は問診の技術がなくても，「病歴聴取が重要だ」という視点さえ忘れなければ，誰でも一定のレベルに到達できる．**

「今日はよく転ぶのよ」と言って来院した50歳代女性は，顔が傷だらけであり，なぜ転ぶのかを尋ねると，躓く，滑るといった**明確な転倒のきっかけがない**ことがわかった．頻回の意識消失を疑い，すぐにバイタルサインを測定，心電図を取るとHR 34 bpm の完全房室ブロックだった．

買い物中に「後ろ髪を引かれる」感じがして突然立てなくなってしまった30歳代女性は，左右の棚を見ながら歩いていたところ症状を自覚したことがわかった．頸部を回旋すると症状が再現され，頸椎症に伴う椎骨脳底動脈循環不全が疑われた．

会話はかみ合うが，問診の途中でも刺激がなくなるとあっという間に寝てしまう患者は，最近の睡眠は十分で，ベランダで洗濯物を干している際にめまいを訴えて倒れこんだあと，このような状態になったことがわかった．試しに1時間寝かせても症状の改善がなく，坐位は保持できたが，立位・歩行が著しく困難であった．そこで

21

神経所見を取り直すと小脳失調があり，MRI で両側視床を含む後部循環の多発性脳梗塞であることが判明した．

このように，経過に疑問がなくなるまで情報を確認すること，思いこみを捨て，あいまいな情報を明確な情報にすることで，診断的価値の高い身体所見の確認や検査につなげたい．

### ▶ 来院までの経過は，最終的に時系列が一方向になるよう整理する 9

我々の日常会話の場面でも，「出だし」に話すエピソードは，一連の話題の中で最初のできごととは限らない．まずは「おいしい」エピソードで聞き手の心をつかむことを意識するだろう．また，逆に関連するかどうかもわからないエピソードから話をされて，「結論は何?!」とイライラしてしまった経験はないだろうか？

多くの教科書に書いてあるように，問診は opened question ⇒ closed question の順に進めていく．そして，たいていの患者は opened question の際，時系列を意識して話をしてくれる．しかし，患者自身が非常に混乱していたり，認知症があったりすると，思いつくままにエピソードが伝えられ，全体像が非常につかみづらい状態になっていることもある．

このような場合，どうしても検査に診断を頼りがちだが，家族や関係者から情報を補完し，個々のエピソードの起こったタイミングを丁寧に確認し，**発症から来院に至るまで時系列が一方向になるよう整理する**と，急に合点がいくことが少なくない．また，時系列の整理された病歴は，診療に関わっていない第三者でも容易に理解することができ，わかりやすい記録となってその後の診療に大いに貢献する．

先述の「ツムツムに殺される」と言って来院した 70 歳代女性は，もともと認知症もなく自立した生活を送っていたが，数日前に胃腸炎で他院に入院．せん妄がひどいので退院するよう言われ，帰宅したあとも全く改善する気配がなく，支離滅裂な SNS メッセージに驚いた娘が救急要請した．来院後も会話はかみ合わず，空笑するなどしていたが，経過から自己免疫性の辺縁系の脳炎が強く疑われ，ステロイドパルス療法後に症状は消失した．

## 紹介患者の情報の整理の仕方

救急では，専門治療を担える医師がいない，手術室が使えない，ベッドに空きがないなどの理由でしばしば患者の転院搬送が必要なことがある．そして，転院搬送

にあたっては受け入れ先の選定，紹介状の作成，各種検査結果のとりまとめ，家族への説明など，短時間の間に担当医が行なうべき作業がたくさんある．なかでも紹介状の作成は集中力を必要とすることもあり，「肝心な情報を漏らさず伝えられるようまとめられた」と自信を持って言うのは案外難しい．

つまり，逆に自分たちが紹介を「受ける」立場になった時には，前医も同じ状況で患者を送ってきたと考える必要があるだろう．患者に対する日頃からの深い理解と信頼関係に基づいた情報量の多い紹介状の場合もあれば，診療情報以上に患者や家族への強い陰性感情がにじみ出た紹介状の場合もある．また，検査こそされていなくても，整理された根拠に基づく疑いようのない診断が書かれている場合もあれば，混乱に満ちた疑いだらけの診断の場合もある．

前置きが長くなったが，確かに言えることはたとえ診断に必要な検査が実施されていなくても，「きちんと根拠になる病歴が聴取され（併せて身体所見が評価された）紹介状は信頼に足る」ということである．

## 症例 3: 紹介元での処置について引き継ぎ不十分であったために BBA となった外傷

Ｄさんは 80 歳代男性．歩道の縁石に躓いて転倒し，花壇に突っ込むようにして前腕部と膝を受傷．最寄りの E 病院に搬送された．E 病院では，Ｄさんが転倒後に体動困難となっており，エレベータのないアパートの 2 階に一人で住んでいることや，前腕の創の汚染が強く感染予防のため抗菌薬治療が必要であることから，入院の適応と判断された．しかし，家族が E 病院での治療を拒否したため，創部縫合処置後に F 病院へ転院搬送となった．

紹介状には，受診に至った経緯や行なった検査の結果，家族との行き違いなどが記載されていたが，創処置については詳細な記載がなかった．

Ｆ病院到着時，Ｄさんは歩行可能となっており，Ｄさん自身が通院治療を希望したため，Ｄさん家族，救急の医師，外科の医師とで入院の必要性について再度協議した．医師たちは家族が心配するなら入院のほうがよいだろうと考えたが，最終的にＤさん自身が帰宅を強く希望したため，内服の抗菌薬を処方して帰宅となった．

Ｄさんは 2 日後，立位歩行が困難になり当院に救急搬送された．創部に感染をきたし，血液検査で炎症反応が高値であったため加療目的に入院となった．

処置のため，外科の医師が抜糸して創内を観察すると，壊死性筋膜炎の所見を呈しており，深部からは草や砂利と思われる異物が大量に出てきた．さらに翌日，Ｄさんは破傷風を発症し，鎮静・挿管管理が必要となった．

本症例の問題点はどこにあるだろうか？

1つは，紹介の目的が「創部の管理と抗菌薬治療の実施」であったにもかかわらず，F病院では体動困難・経過観察入院を目的とする紹介として扱われてしまったことである．もう1つは，紹介状に「当院での入院を強く拒否」と記載され，注意して対応しなければならない患者であること（家族の陰性感情）が目立ってしまったこと．そして，最後の1つは，紹介状に受傷機転と縫合処置を行なったことは記載されていたが，創部をどの程度洗浄したのか，抗菌薬，破傷風トキソイドやテタノグロブリンの投与については記載がなかったこと，そして，F病院の医師が当然常識としてこれらの処置が行なわれたものと解釈してしまったことである．

非常に特殊な事例ではあるが，E病院から入院加療の依頼があったにもかかわらず，F病院では患者を帰宅させ，7d-BBA，そして重症化に至っていることからも，学ぶべき点は多い．

本症例の教訓から，紹介症例については，

---

① 病院受診に至るまでの経緯については，紹介状の情報に留めず，必ず患者や家族からも確認すること．
② 前医到着後〜自施設に搬送されるまでに行なわれたことについては，疑問があれば必ず電話で問い合わせて確認すること．
　 特に，自施設到着後の再評価によって把握できない所見（前医到着時のバイタルサインや，時間経過・治療介入により変化しうる検査所見＝特に生理学的検査）については，診断上重要なら，確認を怠らないこと．
③ かかりつけ医からの紹介であれば，最近の患者の状態，服薬アドヒアランス，治療の経緯，家庭環境や介護・福祉との関わりも確認すること．
④ 患者が入院を拒否した場合には，前医に依頼の目的と説明の内容，説明の相手を再確認すること．

---

が必要になると考えられる．

本症例では，「処置はあくまで応急的なもので，再度開創して処置を行なってほしい」とE病院の医師が伝え忘れたのか，それともE病院の医師が「創処置については十分行なったもの」と考えてしまったのかは不明である．しかし，F病院の医師が「欲しいと思う情報」がなかったのであれば，「きっと行なったのだろう」と過信せず，確認する勇気が必要であった．

24

2 ▶ 問診・病歴聴取

 「救急を受診した理由」につながる「社会的背景」を把握する

　妥当な帰宅判断をするために検討すべき事項については，第6章で扱うが，患者の社会的背景は受診理由だけでなく帰宅後の療養環境にも直結する．ここでは，病歴聴取の際に積極的に確認すべき事項について述べておきたい．

---

**帰宅判断のために把握すべき
「救急を受診した理由」につながる「社会的背景」**

1. 患者のこれまでの医療との関わり
2. かかりつけ医との関係
3. 家族・キーパーソンとの関係
4. 介護のニーズは正しく満たされているか
5. 住まいの環境

---

### ▶ 患者のこれまでの医療との関わり 1

　救急外来にはしばしばかかりつけ医のいない患者や，アドヒアランスに問題がある患者が受診する．
　また，本来は1つの診療所に通院を集約できる状態なのに，疾患ごとに異なる医療機関に通院していたり，利便性の低い大きな病院（大学病院や医療センターなど）に通院し続けていたりすることで，体調の変化があってもどの医師に相談すればよいのかわからず，結果として症状を悪化させてしまったり，救急要請や救急外来の受診を繰り返しているケースもある．
　したがって，「かかりつけ医」といえる医師がいるか，定期的に本人が通院できているか，最近通院が難しくなってきてはいないか，薬の管理を誰がし，本人がしているのであれば正しく服薬できているのかを確認しておく必要がある．

### ▶ かかりつけ医との関係 2

　救急外来には，かかりつけ医と良好な関係を構築できていない，あるいはかかりつけ医の説明を正しく理解できていないがために，検査や治療，経過観察の途中で医師の指示とは無関係に受診してしまう患者もいる．このような場合，帰宅時にた

25

とえかかりつけ医に診療情報提供書を作成しフォローアップを依頼しても，患者が受診せず病状悪化を招いてしまうこともありうる.

　病歴聴取の際，受診経緯を把握するのに加えて，患者がかかりつけ医をどう思っているのか，普段の生活のことや家族との関係など病気以外のことも知ってもらっている・相談できる関係かを把握しておく必要がある.

## ▶家族・キーパーソンとの関係 3

　われわれ救急医が「コンビニ受診？（時間外に軽微な症状で受診すること）」や，「タクシー替わりの救急車？」，「なぜもっと早く/日中に受診できなかったのか？」と思ってしまうケースの中には，一人で育児をしていたり（子連れで受診が難しい），持病などにより体動困難であったりして同居の家族が帰宅するのを待っていたケースや，独居で誰にも気づかれない・相談できないまま症状が進行してしまったケースがある.

　これらのケースにおいて，新たに療養をサポートしてくれる家族や関係者の確保が難しい場合は，患者が帰宅後落ち着いて療養ができない，症状が悪くなった時に適時に再診できない，再診を予定しても来院できない可能性が高いと考えられ，入院のハードルを下げたほうがよい.

## ▶介護のニーズは正しく満たされているか 4

　要介護認定とは，原則65歳以上の高齢者が，介護が必要になった時に介護保険を申請する制度である[4]．40歳以上65歳未満の者でも政令で定められた特定疾病によって介護が必要となった場合には，その対象になりうる.

　実際にサービスを受けているかどうかは患者本人の意思にもよるが，認定を受けているのであれば，少なくとも患者の生活状況に関心を持ち，対応に協力してもらえる第三者がいるということになる.

　そこで，救急の場では，患者が介護の認定を受けているか，また患者の状態と認定されている介護度（要支援1〜要介護5）との間にギャップがないか[5]を確認しておきたい．介護が必要な状況なのに申請されていないか，認定されている介護度のほうが低い場合は，別居家族による当面のサポートや医療ソーシャルワーカーの介入が必要である．家族や関係者による一定のサポートが得られないのであれば帰宅は難しいと考えたほうがよい.

## ▶住まいの環境 [5]

これは，自宅が集合住宅ならエレベータがあるか，一軒家なら主な生活の場は1階か2階か，室内に手すりはあるか，寝具は布団かベッドか，主に生活しているフロアにトイレはあるか，携帯電話は持っているか，なくても子機のある電話はあるかといったことである．

例えば，もともと足が悪く手すりに頼って歩行している人が上肢を骨折すれば，それだけで移動が困難になってしまう．脳梗塞や骨折で上肢の力が弱い人が下肢を骨折すれば，松葉杖を利用しての帰宅も難しい．もともとADLが悪い患者への利尿薬や下剤の追加も，トイレが遠ければ怠薬につながってしまうことがある．

是非，患者の帰宅後の療養環境をイメージできるよう，受診前の生活環境についても質問を重ねてほしい．

以上，かなりたくさんのことをリストアップしたが，処置の途中や検査への移動など，診療の隙間の時間を利用し，患者とのコミュニケーションの中で是非必要な情報を漏らさず集めたい．

### ◆参考文献

1. Cooper N, Frain J, 原著．宮田靖志，監訳．ABC of 臨床推論 診断エラーを回避する．東京：羊土社；2018, p.22.
2. 志水太郎，綿貫 聡，和足孝之，監修．診断エラー学のすすめ．東京：日経BP；2021, p.52, 115.
3. Wikipedia. "LINE：ディズニーツムツム". 2024/6/7. https://ja.wikipedia.org/wiki/LINE:ディズニー_ツムツム（Accessed 2024/6/12）
4. 厚生労働省．要介護認定に係る法令．https://www.mhlw.go.jp/stf/seisakunitsuite/bunya/hukushi_kaigo/kaigo_koureisha/nintei/gaiyo4.html（Accessed 2022/2/16）
5. ベネッセスタイルケア．【要介護認定区分早わかり表付き！】理解できてる？ 要支援と要介護の違いの基準とは？（2023/8/14）．https://kaigo.benesse-style-care.co.jp/article/knowledge/beginner/shienkaigo（Accessed 2024/6/12）

# 3 身体診察

**身体所見を的確に評価できることは医師の identity. 検査に全てを頼るのではなく, 十分に身体所見を活用・解釈しよう.**

Bounce-back Admission（BBA）を減らすために, 身体診察では, どのようなことに注意すればよいだろうか.

繰り返しになるが, BBA を防ぐには,「正しい診断」に基づく適切な治療と,「病状悪化の予測や医療へのアクセスを考慮した適切な方法での自宅療養」が必要となる. したがって, ①正しく診断するために必要な情報はもちろん, 患者の認知機能・清潔度・服装・ADL などから推測される生活状況の評価を基に, ②介護調整の必要性や経済的困窮度, 精神科的介入の必要性を評価する必要がある.

本項では, 患者の全身をきちんと診ることで, BBA を回避するための取り組みについて考えてみたい.

身体所見は, 言うまでもなく診断に欠かせない所見であるが, 診断を急ぐあまり検査を優先する, 身体診察に価値を見出していない, 身体診察に自信がない, 何を診たらよいのかわからない……等々の理由で残念ながら軽視・省略されやすい. それは「診察」という行為が「客観的所見」を得ることを目的にしているにもかかわらず, 方法そのものは「担当医の主観的評価（五感による評価)」によるからではないだろうか.

筆者が様々な救急カルテをチェックしていると, しばしば Object（O）に身体所見が一切書かれていないカルテに出会う. バイタルサインが確認されていればまだよい. 自発痛の部位と性状〔※これは Subject（S）です！〕が書かれているだけ, 検査所見が記載されているだけ, そんなカルテが少なからずある. これらは, 誰より医師自身が「より客観的な所見」に頼っている現状を反映しているのではないかと思う.

救急外来で患者の話を聞き, きちんと身体診察を行なうと, ご高齢の方からは「今日はよく診てもらいました, いい先生に診てもらえてよかった」と言われ, 少し若い方からは「検査はしてもらえないのですか？」と言われる. 若い方がもはや, 医師の診察技術よりも検査のほうを信頼されている状況には苦笑いをしてしまうが, 筆者は, 問診や身体診察を丁寧に行なうことが医師-患者間の信頼関係, ひいては患

3 ▶ 身体診察

者満足度[1]を高め，医療機関へ適切なタイミングでの再診を促す（すなわち，命を救える BBA を増やす）と考えている．

　救急では発症初期であるがために検査に十分所見が表われていないこともあるし，身体所見を取らずに検査を行なってしまうと，診断に必要な検査が正しく選択されなかったり，確認すべき場所がわからなかったりして見落としてしまうこともある．一般に，身体所見が診断に占めるウエイトは（疾患によって異なるものの）10%程度といわれているが[2]，その「鑑別診断を絞り込む」という役割だけでなく，「検査に異常が表れていない所見を拾う」，「系統的かつ客観的な所見をそろえ，見落としを防ぐ」という目的においても，救急診療における身体診察の価値は高い．加えて，十分な感度・特異度のある所見を意識して追加し，確認することで，身体診察の価値が高まる．

　仮に検査を先に進めたとしても，予想外な検査値の異常があるとそれに惑わされてしまうこともある．本来であれば，検査は身体診察で必要な検査を十分絞り込んでから実施することが望ましいが，得られた検査結果の診断的価値を見極めるうえでも，少なくとも結果を見る前までに身体診察を必ずしておくよう心がけたい．

## 救急外来で正しく診断するための身体診察の 10 か条

1. 問診から予想した疾患に妥当性のある所見なのか，思い込みを捨てて検証する（引き継ぎを受けた症例は，必ず一度身体診察をする）
2. バイタルサイン＋全身を系統的に診る＋追加の所見を取る（ルーチンは必ず診る・電子カルテのひな型を活用する）
3. 病態生理と所見を組み合わせて考える
4. 所見の現れる順番，重症を意味する所見を知っておく，繰り返し診察する
5. 痛い場所に所見があるとは限らない．例えば，虚血性の痛みは自発痛が強くても身体所見に乏しいことがある
6. 個々の疾患に対する所見の感度と特異度を意識する
7. 異常があると思って診る
8. 偽物と本物を見分けるツールを持っておく
9. 受傷機転とチェックすべき所見のセットを持っておく
10. どうせわからないと思ってあきらめない

## 問診から予想した疾患に妥当性のある所見なのか，思い込みを捨てて検証する（引き継ぎを受けた症例は，必ず一度身体診察をする）

　身体診察には問診から予測された疾患の所見と，目の前の患者の所見が合致するかどうかを確認するという目的と，他の疾患の可能性について検証するという目的がある．そこで，たとえ信頼する医師からの紹介・引き継ぎの症例であったとしても，必ず一度自分の目で患者を診察し，疑った・疑われていた疾患に妥当性のある所見が得られるかどうかを確認したい．その結果，「ある」はずの所見がない，あるいは「ない」はずの所見がある場合には，他の所見の確認を追加したり，カルテ上の過去（直近）の所見と照合したりするなどして診断に役立てたいものである．自信が持てなければ複数の医師の目で確認しあうことで診察の精度がより高まるだろう．

### 症例 4: 発症経過の再確認と所見変化の追跡により診断に至った，急性下肢痛

　糖尿病でメトホルミン服用中の80歳代女性．2週間ほど前から両下肢の痛みと浮腫，右足の色調変化があり精査中だった．来院当日の早朝から痛みが増強し歩行できなくなったため救急要請し，来院した．

　来院時，意識清明．体温 35.7℃，血圧 220/110 mmHg・左右差なし，脈拍 77 bpm，呼吸数 16/分，$SpO_2$ 97%．両下腿〜足趾の冷感があり，皮膚は暗赤色調．下腿把握痛があるが，運動・感覚障害はなく足背動脈触知可能であった．A 医師は「下肢深部静脈血栓症の疑い」と初期診断を下して，B 医師に引き継いだ．

　来院 3 時間（発症 5 時間）後，B 医師が患者に症状を確認すると，下肢の痛みではなく腰の痛み（動くと激痛）を訴えており，「早朝トイレに行こうと立ち上がったところ，突然強い腰の痛みとともに，下肢の脱力を自覚して歩けなくなった」ということがわかった．

　B 医師の診察の結果，両下腿〜足の所見は A 医師と同様の評価であったが，下肢伸展挙上（SLR）テストを実施すると，腰部の痛みが誘発された．ただし，45°前後まで下肢の挙上は可能で，腰部の圧痛はなかった．

　B 医師は「腰髄神経根症の疑い」と診断しながらも，糖尿病性末梢神経障害・末梢血管障害，血管炎なども鑑別にあげ，これまでに実施されていた検査結果の確認と追加検査を実施するとともに，腰椎の X 線検査を追加オーダーして整形外科の医師にも診察を依頼した．

　来院 6 時間後，整形外科 C 医師が診察し，SLR テスト・大腿神経伸張テスト

**3 ▶ 身体診察**

（FNST）は左右ともに陰性で，棘突起や傍脊柱起立筋の圧痛も左右ともになし，と評価した．一方，左優位の下腿筋力低下〔徒手筋力テスト（MMT）は腸腰筋 4/4，大腿四頭筋 5/5，ハムストリングス 5/5，前脛骨筋 4/1，腓腹筋 4/3，長母趾伸筋 4/1，長母趾屈筋 4/1〕があり，「腰部脊柱管狭窄症の疑い」と診断して整形外科 D 医師に引き継いだ．

来院 7 時間後，D 医師が診察．新たに左優位の両下肢感覚障害（大腿前面～下腿内外側～足背足底のしびれ・感覚低下）が出現しており，腰椎 L5 周辺の叩打痛，L4・5 付近の棘突起の圧痛と傍脊柱起立筋圧痛がみられた．SLR テストは左右ともに陽性で，下肢の筋力低下はやや進行していた．Babinski 反射は両側陰性で，膀胱直腸障害はなかった．D 医師も「腰部脊柱管狭窄症疑い」としつつ，下肢の脱力が進行していたため緊急で MRI の撮影をオーダーした．

来院 9 時間後から患者は排尿困難となり，14 時間後には腸腰筋 2-3/1，前脛骨筋 2-3/1，腓腹筋 2-3/1，長母趾伸筋 2-3/1，長母趾屈筋 2-3/1 まで筋力が低下し，MRI 上，腰部に硬膜外血腫を認めて緊急手術となった．最終診断は「特発性腰部急性硬膜外血腫」であった．

**表1　症例4　所見の経過**

|  | 来院直後 | 3 時間後 | 6 時間後 | 7 時間後 | 9 時間後 |
|---|---|---|---|---|---|
| SLR・FNST | 未検 | −・痛みのみ | − | ＋ | ＋ |
| 運動障害 | − | 未検 | ＋ | ＋ | ＋ |
| 感覚障害 | − | − | − | ＋ | ＋ |
| 膀胱直腸障害 | − | − | − | − | ＋ |

この症例は，脊髄硬膜外血腫というきわめて稀（0.1/10 万人年）な疾患[3]であったことに加えて，発症前に患者の下肢に浮腫や色調変化が起こっていたことからも，下肢血流障害というスナップ診断に引きずられ，即時診断はできなかったが，結果として複数の医師がそれぞれの視点で客観的所見を得るためにきちんと診察し直したこと，経時的な所見の変化に着目したことで「腰髄で急性発症し増大する圧迫性病変」という病態生理を表現でき，確定診断に必要な検査の実施につながったといえる．

下肢深部静脈血栓症に特徴的な所見として，①腫脹または浮腫（感度 97%，特異度 33%），②痛み（感度 86%，特異度 19%），③熱感（感度 72%，特異度 48%）があげられているが[4]，この症例は下肢に冷感があり③が全く合わなかった．また，

静脈血栓のリスク因子に乏しく，急な腰痛とともに生じた下肢の部分的な（神経節で説明がつく）痛みと感覚障害であることなどは，決定的な矛盾点であるといえる 表2, 3 ．

### 表2　下肢深部静脈血栓症のリスク因子

- 安静または長期入院の病歴
- 最近の手術または外傷（典型的には 12 週間以内）
- 肥満
- 静脈血栓症の既往
- 悪性腫瘍または悪性疾患を示唆する所見
- 経口避妊薬の使用もしくはホルモン補充療法
- 妊娠，または産後
- 片麻痺または体動困難を伴う脳卒中
- 65 歳以上
- 深部静脈血栓症の家族歴
- 心不全
- 炎症性腸疾患

### 表3　下肢深部静脈血栓症の身体所見

- 表在静脈の拡張
- ふくらはぎまたは大腿径の差を伴う片側の浮腫または腫脹
- 片側の熱感，腫脹，紅斑
- 血栓のある大静脈の走行に沿った痛みまたは圧痛
- 悪性疾患の局所（例えば鼠径の腫瘤）または全身徴候

## バイタルサイン＋全身を系統的に診る＋追加の所見を取る（ルーチンは必ず診る・電子カルテのひな型を活用する）2

　救急診療において「特段の理由がない限り全身の診察を行なう」という方針には，無駄が多い，時間がかかるなどの，否定的な意見があるかもしれない．しかし，見落としのリスクを減らし，患者の受診の機会を最大限に活かすためにも，診断に特に必要な所見を取ったあと，必ず全身を系統的に診るよう心がけたい．例えば，外傷の診療では，患者が強い痛みを訴える場所の診察に終始してしまうと，脊髄損傷や小さい骨折を見逃すことが指摘されている[5]．当然だが，思いがけず得られた異常所見も正しく解釈し，適切な対応につなげるようにしたいものである．筆者自身も，このステップをきちんと行なったことによって救われたケースがいくつもあり，

3 ▶ 身体診察

また怠ったために苦い思いをしたケースが少なからずある.

> **症例 5: 身体所見の異常が適切な解釈に結びつかず，診断が遅れた**
> **重度の痰がらみ** ●●●●●●●●●●●●●●●●●●●●●●●●●●●●●●●●●●●●●
>
> 　基礎疾患に COPD のある 70 歳代男性．来院前日の朝まで肺炎で入院していた．
> 退院当日の夕方から痰がらみが強く，食事や飲水もできないほどであったため，翌
> 日午後（退院翌日の午後）に来院した．
>
> 　来院時，意識清明，血圧 140/90 mmHg，脈拍 75 bpm，呼吸数 22/分，SpO$_2$
> 96％（room air）．口腔内に痰が貯留しており，胸部聴診で呼気時に wheeze が
> あった．また，顔面の知覚は評価されていないが右眼の閉瞼が弱く（睫毛徴候陽性），
> 右上肢の感覚が低下しており，下腹部が緊満して尿閉となっていた．画像所見では
> 明らかな新規の肺炎像を認めないものの，「肺炎・COPD 増悪の疑い」で入院加療
> の方針となった．
>
> 　入院後，患者は頻回に痰の吸引を必要とし，喀出することも嚥下することも困難
> であった．翌朝の診察で顔面麻痺が明らかになり，頭部 MRI を撮影したところ，脳
> 幹梗塞が明らかになった．

　この症例では，系統的な診察の結果，診断の候補を修正する機会を得たにもかか
わらず，所見を軽視したために確定診断に必要な検査が実施されず，診断が遅れて
しまった．担当医には，「肺炎で退院したばかり」で「痰がらみが強い」という症状
から，「肺炎の再燃による痰の増加」という思い込みがあった．しかし，少なくとも
当日朝には退院可能と判断された状態であったにもかかわらず，急に（誤嚥などの
きっかけなく）自分で吐き出せないほどの痰が貯留し，飲水もできなくなっていたこ
とに，疑問を持たなければならなかった．研修医のカルテには，「帰宅当日の昼過ぎ
に右後頸部痛を自覚してから右上肢がしびれ始めた．夕方から痰がらみが強くなっ
た」と記載されており，身体所見も「口腔内に痰が貯留」，「右睫毛徴候陽性」，「右
上肢感覚低下」と評価されていた（神経学的所見を評価した理由はしびれの訴えが
あったためということであった）．しかしながら，過去の所見との比較や，得られた
所見と主訴を結び付けることで，病因の見直しをするには至らなかった．身体所見
から尿閉の存在が拾い上げられたにもかかわらず，神経所見との関連が結び付けら
れなかったことにも後悔が残る（尿閉の誘因となるような薬剤の服用や飲酒のエピ
ソードはなかった）表4 ．

表4　尿閉の原因（UpToDate®6)より）

・流出路の閉塞
　　男性: 前立腺肥大，便秘，前立腺または膀胱癌，尿道狭窄，尿路結石，包茎，嵌頓包茎
　　女性: 骨盤内臓器脱，骨盤内腫瘤，尿道憩室
・神経学的障害（脊髄損傷，脊髄梗塞または脱髄，硬膜外膿瘍，硬膜外転移，Guillain-Barré症候群，糖尿病性ニューロパチー，脳卒中）
・急性膀胱拡張による排尿筋力低下（全身・硬膜外麻酔中の輸液負荷など）
・薬剤
・感染（急性前立腺炎，尿道炎，尿道浮腫，性器ヘルペス）
・外傷（骨盤，尿道，陰茎）
・その他

##  病態生理と所見を組み合わせて考える

　各疾患の病態生理と身体所見とを関連付けて考えることは，身体診察によってBBAを防ぐうえできわめて重要なことである．

　例えば腹痛の診断において，筆者は，内臓痛＋疝痛・関連痛の分布と，痛みのOPQRST，圧痛の部位，腹膜刺激徴候を組み合わせて考えることにより，原因となっている臓器と病態を予測することを習慣にしている 表5 ，図1 ．この方法をとるようになってから，検体検査（血液や尿の検査）に異常がなくても診断にかなり近づくことができるようになった．特に，上腹部〜臍周囲に自発痛を訴える患者で，局所に圧痛のない場合は，虚血（動脈分枝の血栓・解離や絞扼性腸閉塞），虫垂炎の初期，異所性妊娠（破裂）の可能性を必ず考慮し，繰り返し診察するよう心がけている．異所性妊娠破裂の場合は様々な所見を取りうるといわれているが[7]，筆者の私見では圧痛が恥骨周囲（全体または片側）にあり，腹部は軟らかいが打診痛や反跳痛が非常に強い印象がある．

表5 腹部における内臓痛と体性痛の特徴

|  | 内臓痛 | 体性痛 |
|---|---|---|
| 病態 | 平滑筋（主に管腔臓器）や臓側腹膜の伸展，攣縮，牽引などによる | 壁側腹膜や腸間膜，横隔膜への物理的あるいは化学的刺激による |
| 痛みの部位 | 非限局性で腹部正中に生じる<br>臓器により場所が決まっている | 原因となっている臓器の近くに局在し，非対称性で部位が明瞭 |
| 性状 | 波がある | 一定，持続性の刺すような鋭い痛み |
| 体動での増悪 | なし | あり |
| 特徴，特記事項 | 強い内臓痛＝「疝痛」といい，以下の特徴を有する<br>・比較的限局し，臓器によっては左右非対称の痛みを生じることもある<br>・疝痛は腹部を圧迫すると痛みが軽減することがある<br>・関連痛（放散痛）や自律神経症状（悪心・嘔吐・冷汗）を伴う | 「腹膜刺激徴候」を伴うことが多い<br>・咳試験陽性<br>・筋性防御/腹部硬直<br>・腹壁の圧痛<br>・反跳痛<br>・Carnett徴候陰性<br>・かかと落とし衝撃試験陽性 |

自発痛（内臓痛・関連痛）の部位と身体所見での圧痛部位（体性痛）と，付加的な診察を組み合わせることで，臓器診断ができる．

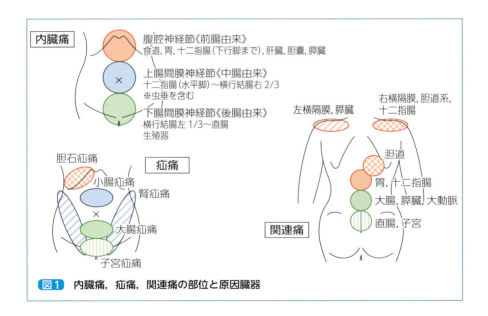

図1 内臓痛，疝痛，関連痛の部位と原因臓器

> **症例 6: 繰り返しの診察と診断的治療により適切に診断できた上腹部痛**
>
> 　40 歳代の男性．ある日の朝，シャワーを浴びていたところ突然上腹部痛を自覚した．冷や汗をかいて立っていられないほど痛み，1 時間ほど休んだところ，動けるようになったので独歩で救急外来を受診した．痛みは和らいだがまだ残っており，じんわりと不快感が抜けないという．
>
> 　来院時，発熱はなく，血圧 148/82 mmHg，HR 80 bpm，呼吸数 18/分．身体所見上，腹部は平坦・軟で上腹部に圧痛はなく，McBurney 点にも圧痛は認められなかった．
>
> 　この患者は，嘔気・下痢ともになく，波のない上腹部痛であったが，医師 E は上腸間膜神経節領域の内臓痛を疑った．急性胃腸炎流行期の非常に混雑した日に来院したこともあり，小腸蠕動痛を否定する目的で，鎮痛薬としてスコポラミン臭化物を投与した．しかし，その後も痛みは改善せず，腹部所見に乏しいままであったため，血管障害の可能性を疑い造影 CT を撮影した．研修医 F より「先生，虫垂は腫れていないようです」と言われ，医師 E が画像を確認すると，上腸間膜動脈解離が見つかった．

　この症例は造影 CT を撮影していなければ診断ができなかった可能性が高く，繰り返しの診察とそれによる鑑別診断の絞り込みが有効であったといえるだろう．「突然」発症した痛みで，時間を空けた診察でも自発痛が続き，局所所見に乏しい場合には，血管障害の可能性を疑って造影 CT を撮影する必要がある．

## 所見の現れる順番，重症を意味する所見を知っておく，繰り返し診察する

　発症初期であるがゆえに，典型的な身体所見や検査所見が得られない症例において，その時間的な不利を補完するのは何といっても「時間を空けて繰り返し診察すること」である．

　例えば，7d-BBA を最もきたしやすい疾患の 1 つとして胆嚢炎・胆管炎がある．胆嚢炎の初期は内臓痛としての心窩部痛がメインであり，胆嚢炎の所見として有名な Murphy 徴候（※右季肋部を圧迫しながら患者に息を吸わせると，痛みのために途中で止まってしまうもの．感度 62％，特異度 96％，LR＋ 15.64，LR− 0.40）[8]がみられるのは，病状が進行して胆嚢周囲まで炎症が拡がってからである．右季肋部はもちろ

ん，心窩部の圧痛にも乏しいため，「急性胃炎」と診断されやすい．これに対して，右季肋部叩打痛は初期でもしばしば陽性を示す．

また，動脈塞栓の場合，（突然）血管が閉塞する→支配している血管域の血流障害・機能不全が起こる→その領域の組織壊死が起こる→メディエーターが放出される→炎症・多臓器不全の順に症状が進行する 図2 ．腸間膜動脈塞栓や絞扼性腸閉塞の患者は初期から激しい腹痛を訴えるが，初期の身体所見は乏しく，壊死が進行するまで腹部の圧痛や腹膜刺激徴候はみられない．痛みでもだえ苦しむ患者に医師が「そんなに痛いんですか？」と首をかしげている場面に遭遇することも少なくない（もちろん，筆者自身にも猛省した経験がある）．

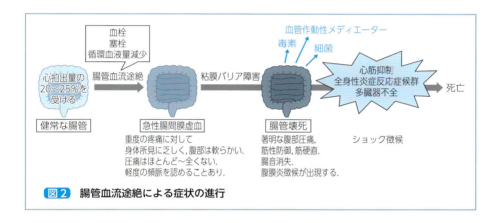

図2 腸管血流途絶による症状の進行

### 症例7: 患者の自己診断に影響されず反復診察により診断できた上腹部痛

30歳代の女性．仕事中に急に気持ちが悪くなり嘔吐した．その後，次第に上腹部痛を自覚し，嘔気と腹痛で業務の継続が困難となり，救急外来を受診した．痛みと嘔気はかなり激しいが，身体所見では上腹部に圧痛なく，McBurney点にも圧痛はなかった．本人は食あたりではないかと言っていた．

この患者は吐物の量に比して嘔気と腹痛が強かったため虫垂炎の初期を疑い，アセトアミノフェンを投与しつつ，症状がなかなか改善しなかったことからスコポラミン臭化物も追加して，繰り返し腹部診察を行なった．血液検査では全く異常がなかったが，結果が出るころには右下腹部の圧痛が明らかになり，造影CTで急性虫垂炎の診断が確定した．

虫垂炎の場合，初期から嘔気を伴うことが特徴的であり，自発痛については上腸間膜神経節の支配域である臍周囲の痛みを生じたのち，炎症の進行とともに右下腹部を中心とした痛みを生じるのが典型的である 図1 ．しかし，実は臍周囲に痛みを自覚している段階でも，McBurney点に圧痛を認めることが少なくない．そして炎症が漿膜まで波及すると腹膜刺激徴候が出現する．虫垂の向き（一般に6方向のバリエーションがあるといわれる）[9]によっては所見が出にくいが，発症からの時間を見据え，典型的な所見でないなら時間を空けて診察するといった対応が望ましい．この症例も自発痛の部位から虫垂炎を疑い，時間を空けて症状の進行を待ち，繰り返し身体診察を行なったことが診断の確定に役立ったといえる．

##  痛い場所に所見があるとは限らない 5

　虫垂炎における上腹部痛とMcBurney点の関係のように，筋骨格系の疾患にも自発痛の部位と圧痛の部位が異なるケースがある．疼痛の原因は画像検査によって判明することが多いが（もちろんわからない場合もある），身体診察を軽視すると，診断に必要な検査が正しく選択されない．痛みを伴う疾患・外傷の場合は，問診によって部位や誘因，増悪寛解因子（いわゆるOPQRST）をきちんと整理するのはもちろん，圧痛のある場所を確かめてから画像診断に臨むようにしたい．

> **症例8: 症状を頼りに画像検査をして診断し損ねた腰痛**
> 　腰痛を訴えて連休中に2回救急外来を受診した高齢男性．1回目の受診では内因性疾患を除外後に腰椎単純X線写真が撮影され，2回目の受診では腰椎CTの追加により腰椎圧迫骨折が否定されて最終的に急性腰痛症の診断で鎮痛薬が処方された．その後，かかりつけの整形外科でフォローアップしてもらうよう指示されており，治療内容には問題なかったが，後日，家族から「かかりつけの先生は背中を触って一発で胸椎圧迫骨折と診断した．なぜ，患者が訴えの伝わりにくい高齢であることに配慮し，きちんと診察（広めに評価）して画像を評価してくれなかったのか」とクレームがあった．

　このクレームを受けて，診療記録を振り返ると，Oの身体所見部分には「腰部に痛みあるが圧痛はっきりせず」と記載されていた．おそらく，背部の診察はしたが

腰しか触っていなかったのであろう．「とりあえず痛いところのX線写真やCTを撮っておけば診断がつく」，「骨に問題がなければ，軟部組織・神経の問題」という発想で，診断が進められたのだと思われる．担当した医師に一般に脊椎の骨折では骨折している場所よりも少し下に痛みが生じやすいこと（例えば，胸腰椎移行部の圧迫骨折では骨盤付近の腰部に痛みが生じる[10]）という知識があれば，速やかに診断に結び付いたかもしれない．なお，検査だけに頼り，「痛いのは腰でも画像は頸から骨盤まで全部を撮る」というルールで診療してしまうと，高齢者のように骨折を繰り返している場合には新旧の骨折の区別がつかず，痛みの責任病変が明らかにならないリスクがあることに注意しなければならない．身体診察をきちんとしておかないと，結局検査の結果に振り回されることになるのである．

## 個々の疾患に対する所見の感度と特異度を意識する 6

　せっかく診察をするなら診断に寄与する所見が取りたいし，鑑別診断に必要な所見の取りこぼしを避けたい．そこで，疾患ごとの病態生理に加えて意識したいのが，感度・特異度・尤度比といったパラメータである．『ジェネラリストのための内科診断リファレンス 第2版』[11]やJournal of the American Medical Association (JAMA) の「Rational Clinical Examination」[12]シリーズでは多くのパラメータが紹介されており大変参考になる．

　まずは，問診の結果から考慮すべき疾患をあげたら，それらの疾患の否定に役立つ所見（感度の高い所見・陰性尤度比の小さい所見）と肯定に役立つ所見（特異度の高い所見・陽性尤度比の大きい所見）が何か，さっと調べよう．一般に，尤度比2の所見は検査後確率を15％上昇させ，その逆数である尤度比0.5の所見は15％低下させるといわれる 図3 [13]．

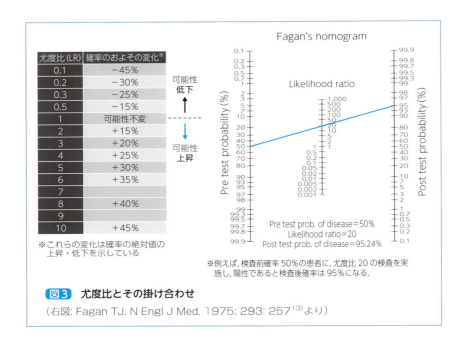

**図3** 尤度比とその掛け合わせ
(右図: Fagan TJ. N Engl J Med. 1975; 293: 257[13]より)

**表6** 伝染性単核球症のパラメータ(Ebell MH, et al. JAMA. 2016; 315: 1502-9[14]より)

|  |  | 感度 | 特異度 | 尤度比 |
|---|---|---|---|---|
| 症状 | 咽頭痛＋倦怠感 | 81〜83% |  |  |
| 身体所見 | リンパ節腫脹がない |  | 91% | 0.23〜0.44 |
|  | 頸部リンパ節腫脹 |  | 87% | 3.1 |
|  | 鼠径または腋窩リンパ節腫脹 |  | 82〜91% | 3.0〜3.1 |
|  | 口蓋点状出血 |  | 95% | 5.3 |
|  | 脾腫 |  | 71〜99% | 1.9〜6.6 |
| 検査所見 | 単核球増加 |  |  | 11.4 |
|  | 異型リンパ球＞10% |  |  | 26 |
|  | 異型リンパ球≧20% |  |  | 50 |
|  | リンパ球＞50%＋異型リンパ球＞10% |  | 99% | 54 |

例えば伝染性単核球症では，表6 のとおりである[14]．
　診断を否定したければ，身体診察でまずリンパ節腫脹（がないこと）をチェックする．確定したければ，口蓋点状出血を確認する（ただし，感度は10〜25%しか

ない[15]).その後,血液検査でリンパ球の増多と異型リンパ球比率の増加を確認できれば診断は確定的となる.

ただし,データ上,いかに感度や特異度が高くても,所見を見落としてしまえば診断上の価値がもたらされない.例えば,麻疹に出現することで有名なKoplik斑の麻疹に対する診断感度は48%,特異度は80%[16](風疹をはじめとする他のウイルス性疾患でも出現しうる)であるが,非常に小さな所見である.麻疹の可能性を考えていない場合や,所見を見慣れていない場合には容易に見落としてしまう.わかりやすく,誰でも客観的に把握しやすい所見で,感度・特異度の高いもの,尤度比が1から離れているものを選んで診察することを勧めたい.

## 異常があると思って診る 7

身体診察は丁寧に行なうのが基本だが,急いでいる時に異常がないだろうと思いながら所見を取ってしまうと,わずかな異常に気づかないことがある.また,特定の疾患に対する思い込みが強い時ほど,他の疾患を示唆する所見を軽視してしまう傾向があるため,注意しなければならない.

身体所見は,誰でもわかるレベルのはっきりとした異常を示していることばかりではないため,軽微な異常も「ある」と思って拾いに行くことが重要である.異常がありそうだと思ったら,時間をおいてもう一度診たり,よりその疾患に特異的な所見を追加したりして精度を高めるとよい.

## 偽物と本物を見分けるツールを持っておく 8

救急外来には精神・心理的問題を抱えた患者も少なからず来院する.患者の背景や様子から心因性の症状や演技ではないかと感じ(てしまっ)た時,どうすればよいだろうか.検査によって確定的な所見が得られないことも証拠となりうるが,選択した検査項目が器質的疾患の否定に役立たなければ,結果として見落としにつながってしまう(例えば,単純CT検査で肺血栓塞栓症を否定しようとするなど).本当に必要な検査を選択するために,有用性の高い身体診察でふるいにかけておくことも同時に考えたい.

例えば,片麻痺を訴える患者の「演技」との鑑別に有用な所見としてHoover試

験（Hoover 徴候）[17]がある．これは，患者に麻痺を訴える側（患側）の下肢を挙上させるよう指示する際に，健側のかかとの下に検者の手を置いておき，健側に下向きの力がかかるかどうかを確かめる試験である．脱力が機能的なもの（偽物）であれば，下向きの力はかからないとされ，しばしば参考になる（感度 63％，特異度 100％）．

また，呼吸が苦しいと言って来院した患者には，酸素飽和度モニターを装着して実際に歩行してもらう．偏見を持って診察に臨んでしまい，安静では苦しくなさそう，正常に見えても，数分歩かせて $SpO_2 < 90％$ となるようであれば，器質的疾患を疑うきっかけになる．

## 症例 9:「本物」の所見への気づきが正しい診断につながった若年者の体動困難

スーパーで買い物中に体動困難になり，救急搬送となった 40 歳代女性．搬送時は大きなサングラスにデニムのミニスカート，ヒール付きのサンダルという（おしゃれな）服装であった．看護師がサングラスを外すと，左手でパッと目を覆うしぐさがあったものの，その後はいくら話しかけても全く反応せず，「これは……（心因性じゃないの？）」と看護師がつぶやいた．しかし，血圧が 142/80 mmHg とやや高く，担当医は，患者の左下肢が屈曲位であるのに対して，右下肢が伸展位であり膝関節が外旋，足関節が外転しているのが気になった．そこで Babinski 徴候を確認すると，右が明らかに陽性で，hand drop test, knee drop test では右上下肢が完全に脱力しており，右半身で腱反射が亢進していた．

これらの所見から左脳梗塞による体動困難，全失語によるコミュニケーション不良が疑われ，CT および MRI・MRA の結果，左内頸動脈の血栓症と診断された．

患者の意識障害が本物か，偽物かを考えるとき，hand drop test, knee drop test を行なうことがあるが，先入観を持たずに落下の過程を見て判定すること，必ず両側を見ること，陽性なら病的反射を確認することを忘れずにおきたい．ちなみに，hand drop test は顔など当たって困る部分を避けず急速に落下するのが「本物」，knee drop test は股関節外転・膝関節外旋・足関節外転で落下するのが「本物」（まっすぐ下肢を伸展するように落下するなら「偽物」）である．また，麻痺の程度が軽く，Barré 試験を行なう場合は，前腕が回内して落下するのが「本物」として見なければならない（まっすぐ落下するのは「偽物」）．なお, hand drop test, knee drop test は，心因性の患者の場合でも1回目は（何をされるのかわからず避けられないために）陽性になることもあるため，1回で判定できないことがある．2回目も陽性になるようであれば，おそらく心因性ではない．

ちなみに『非器質性・心因性疾患を身体診察で診断するためのエビデンス』[18]では様々な所見が紹介されている．救急でよく出会う症候については，真偽の見極め方についてリストアップしておくとよいかもしれない．

いずれにしても，「心因性」という結論は最後に下すべきであり，得られた身体所見になんらかの違和感があれば（専門家を含めて）より多くの人の目で確認したり診察や検査を追加したりして，より客観的な所見をそろえるようにしてほしい．

## 受傷機転とチェックすべき所見のセットを持っておく

例えば，転んだ時に手をついてけがをするということは，よくある現象である．FOOSH（fall on an outstreched hand）とは，転倒し地面に手を伸ばして受傷する外傷の総称で，

---

**FOOSH injury**
- 鎖骨骨折
- 肩関節脱臼
- 上腕骨近位端骨折
- 上腕骨顆上骨折
- 肘関節脱臼
- 橈骨頭骨折
- 前腕骨骨幹部骨折＋脱臼（Monteggia 骨折・Galeazzi 骨折）
- 橈骨遠位端骨折（Colles 骨折・Smith 骨折）
- 三角線維軟骨複合体（TFCC）損傷
- 舟状骨骨折
- 三角骨骨折
- 月状骨周囲脱臼・月状骨脱臼

などが知られている[19].特に手関節周辺の外傷が多く,手首に痛みを訴えることが多い.また,これらを検出するために必要な診察として,

① 橈骨遠位端の圧痛
② 尺骨遠位部の圧痛
③ Snuff box の圧痛
④ 手関節回内・回外負荷
⑤ 月状骨部の圧痛
⑥ 三角骨部の圧痛
⑦ 親指～示指の感覚
⑧ 橈骨動脈の触知

を確認することが勧められている.繰り返し診るうちに徐々に記憶に刷り込まれる可能性もあるが,無理に覚えようとする必要はない.チェックリストを設けて網羅的な診察を可能にすることが重要である.

　これ以外にも,しりもちをついたときに骨折をしやすい場所(大腿骨近位部,恥骨・坐骨,胸腰椎移行部),転んで下顎を打ちつけた場合の合併損傷(顎関節と頚椎の骨折,頚髄損傷),発熱や失神/一過性意識障害の際にチェックすべき身体所見(詳細は省略するが,それぞれの鑑別疾患がベースになる),交通外傷・飲酒下での転落外傷など多部位に外傷がある場合の head to toe approach のチェックリスト 表7 などをつくり,アクションカードとして持っておいたり,電子カルテに登録しておいたりすると便利である.

## 3 ▶ 身体診察

**表7** 外傷患者に対するhead to toe approachの例

| 頭部 | □受傷部位：<br>□皮下血腫　□挫創　□骨折線　□大泉門の膨隆　□パンダの眼<br>□Battle 徴候 |
|---|---|
| 顔面 | □圧痛部位：<br>□創（長さ・深さ，止血・汚染の有無）<br>□開口障害　□咬合不全　□顎関節圧痛 |
| 頸部 | □上肢のしびれ・動きづらさ<br>□後頸部圧痛　→□回旋障害　→□屈曲障害　→□伸展障害 |
| 胸部 | □胸郭動揺　□鎖骨圧痛　□肋骨圧痛（※部位） |
| 腹部 | □圧痛　□皮下出血 |
| 骨盤 | □動揺　□腸骨圧痛（右・左）　□坐骨圧痛（右・左）　□恥骨圧痛<br>□下肢伸展挙上不能（右・左） |
| 背部 | □圧痛/叩打痛（※高さ＝$Th_1$〜$L_5$，仙骨，尾骨部）　□傍脊柱部の圧痛 |
| 上肢 右 | □肩関節圧痛　□上腕圧痛　□肘関節圧痛　□前腕圧痛　□手関節圧痛<br>□手背圧痛　□手指圧痛<br>□その他： |
| 　　 左 | □肩関節圧痛　□上腕圧痛　□肘関節圧痛　□前腕圧痛　□手関節圧痛<br>□手背圧痛　□手指圧痛<br>□その他： |
| 下肢 右 | □股関節圧痛　□大腿圧痛　□膝関節圧痛　□下腿圧痛　□足関節圧痛<br>□足部圧痛　□足趾圧痛<br>□その他： |
| 　　 左 | □股関節圧痛　□大腿圧痛　□膝関節圧痛　□下腿圧痛　□足関節圧痛<br>□足部圧痛　□足趾圧痛<br>□その他： |

## どうせわからないと思ってあきらめない [10]

　ちょっと苦手な診察手技であっても，身体所見によってしか評価できない病態に関するもの，特に救急外来でよく出会う症候に関するものは，一度，機会を設けて習得しておきたい．これは，一人で頑張るのではなく，仲間とともに行なうことをお勧めする．筆者は長年，めまいに対する頭位変換眼振検査が苦手であったが，優秀な後輩たちの協力と関連する動画（YouTubeにたくさんアップされている）の視聴により，とりあえず自信を持って評価できるようになった．神経支配を意識した徒手筋力テスト（MMT）や知覚の評価も，いまだに苦手ではあるが繰り返し行なうことで少しずつできるようになった．

最近，YouTube では様々な診察・手技が紹介されている．また，専門診療科へのコンサルテーションの際にできるだけ診察に同席するようにするととても勉強になる．達人の技を目で見て，仲間同士で繰り返しシミュレーションすることで，きちんと評価ができる力を身につけたい．

## 最後に ～患者を安全に帰宅させるために必要なその他の視点～

　医療との関連が乏しい患者が，転倒や熱中症といった誰にでも起こりうるトラブルで救急外来に受診することは，医療・介護・福祉のニーズを拾い上げ，今後の介入につなげる大きなチャンスである．患者の生活がきちんと維持されているかどうかは，季節や体型に合った服装をしているか，下着がひどく汚れていないか，体が清潔に保たれているかを見るとわかる．一見してきれいでも，陰部・鼠径部や肘の内側などに垢がたまっていることもあるし，口の中が不衛生で，う歯が治療されていないこともある．ネグレクトや身体的虐待の有無は，衣服を脱がしてはじめてわかることも少なくない．患者を安全に帰宅させ，症状の再燃や不幸な転帰を回避するためにも，口腔内を含む全身の系統的な診察はあえて行なうよう心がけたい．

---

### 安全な帰宅のための身体所見

1. 服装は季節や体型に合っているか，下着は汚れていないか，安全な靴を履いているか
2. 清潔は保たれているか（口の中や義歯，伸びすぎた爪，陰部や間擦部などの垢）
3. 外傷痕はないか
4. 認知機能の急激な悪化はないか
5. 歩行の問題やふらつきはないか・適切な補助具（杖・シルバーカーなど）が用いられているか

---

◆参考文献
1. 全日本病院協会．満足度向上への取り組み．みんなの医療ガイド．https://www.ajha.or.jp/guide/11.html（Accessed 2024/6/12）
2. Cooper N, Frain J, 原著．宮田靖志，監訳．ABC of 臨床推論 診断エラーを回避する．東京：羊土社；2018, p.22.

3 ▶ 身体診察

3. Barwar N, Kumar N, Sharma A, et al. A rare presentation of spontaneous spinal epidural hematoma as spinal cord compression and complete paraplegia : a case report and review of the literature. Cureus. 2022 ; 14 : e22199.

4. UpToDate. Clinical presentation and diagnosis of the nonpregnant adult with suspected deep vein thrombosis of the lower extremity. https://www.uptodate.com/contents/clinical-presentation-and-diagnosis-of-the-nonpregnant-adult-with-suspected-deep-vein-thrombosis-of-the-lower-extremity?（Accessed 2022/6/12）

5. 日本外傷学会, 日本救急医学会, 監修. 改訂第5版外傷初期診療ガイドライン JATEC. 東京：へるす出版；2016, p.3.

6. UpToDate. Acute urinary retention. https://www.uptodate.com/contents/acute-urinary-retention?search=Acute%20urinary%20retention&source=search_result&selectedTitle=1%7E102&usage_type=default&display_rank=1（Accessed 2022/6/14）

7. UpToDate. Ectopic pregnancy : clinical manifestations and diagnosis. https://www.uptodate.com/contents/ectopic-pregnancy-clinical-manifestations-and-diagnosis?（Accessed 2022/7/11）

8. Jain A, Mehta N, Secko M, et al. History, physical examination, laboratory testing, and emergency department ultrasonography for the diagnosis of acute cholecystitis. Acad Emerg Med. 2017 ; 24 : 281-97.

9. Silen W, 原著. 小関一英, 監訳. 急性腹症の早期診断 第2版. 東京：メディカル・サイエンス・インターナショナル；2012.

10. 浦山茂樹. 骨粗鬆症による脊椎圧迫骨折. 日本骨折治療学会 一般の方へ 骨折について. 2009/7. https://www.jsfr.jp/ippan/condition/ip02.html（Accessed 2022/6/8）

11. 酒見英太, 監修. 上田剛士, 著. ジェネラリストのための内科診断リファレンス 第2版. 東京：医学書院；2024.

12. Simel DL, Rennie D. The Rational Clinical Examination : Evidence-Based Clinical Diagnosis. JAMA evidence. https://jamaevidence.mhmedical.com/Book.aspx?bookId=845

13. Fagan TJ. Letter : nomogram for Bayes's theorem. N Engl J Med. 1975 ; 293 : 257.

14. Ebell MH, Call M, Shinholser J, et al. Does this patient have infectious mononucleosis? : the rational clinical examination systematic review. JAMA. 2016 ; 315 : 1502-9.

15. 森澤友博, 植地貴弘, 柴田茂貴, 他. 伝染性単核球症の口蓋点状出血. 杏林医学会雑誌. 2017 ; 48 : 11.

16. Kimura H, Shirabe K, Takeda M, et al. The association between documentation of Koplik spots and laboratory diagnosis of measles and other rash diseases in a national measles surveillance program in Japan. Front Microbiol. 2019 ; 10 : 269.

17. McWhirter L, Stone J, Sandercock P, et al. Hoover's sign for the diagnosis of functional weakness : a prospective unblinded cohort study in patients with suspected stroke. J Psychosom Res. 2011 ; 71 : 384-6.

18. 上田剛士. 非器質性・心因性疾患を身体診察で診断するためのエビデンス. 東京：シーニュ；2015.

19. Bartuseck M. Injuries to the upper extremity due to falls on outstretched hands (FOOSH). The Journal of Urgent Care Medicine. 2018/2/1. https://www.jucm.com/injuries-upper-extremity-due-falls-outstretched-hands-foosh/(Accessed 2024/10/7)

JCOPY 498-16672

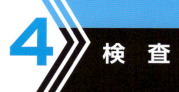

# 4 　検　査

**検査はあくまでも補助．何を診断したくて検査を行なったのかを意識し，その目的に基づいて結果を判断しよう．**

　筆者が医師になってまもないころ，検査のできない小さな病院で当直のアルバイトをすると患者を受け入れることがとても不安だった．検査ができないと，何もわからないような気がした．しかし，今ふり返れば，問診や身体診察から十分な情報を獲得する力のない自分が，検査という手段まで奪われることが不安だったのだと思う．

　診断に必要な検査が自由に実施できれば，Bounce-back Admission（BBA）は防げるだろうか？「診断に必要な検査」を「きちんと選ぶ」ことは意外と難しい．短時間に判断が求められる救急外来では，適切な鑑別診断があげられず，診断に必要な検査をしそびれてしまうこともある．逆に「できる検査は全部やる」という選択肢をとったとしても，発症早期であるために検査結果に所見が十分表われていないこともあれば，結果をうっかり見落としてしまうこともある．また，全く想定もしていなかった項目が異常値を示すことで，判断に惑わされることもあるだろう．そして，近年はシフト制で勤務する救急医が多くなってきており，シフトの切り替えにより診療の半ばで担当医師が交代すれば，検査の意図が交代相手の医師にうまく伝わらず，結果の確認が不十分になってしまったり，解釈が変わってしまったりするリスクもあるだろう．つまり，**検査が自由に実施できる環境で，行ないたい検査の結果が全てできたとしても，BBAを防ぐことはきわめて難しい**のである．

　救急搬送を受け入れる「二次救急医療施設」はその要件として，「エックス線装置，心電計，輸血及び輸液のための設備その他救急医療を行うために必要な施設及び設備を有すること」と規定されている．そして，そのなかでも規模の大きな病院ほど検査設備が整っており，その日に結果を確認できる検査の項目は多い．

　医療訴訟において，医師が検査をしないで疾病を見落とすことは「検査義務違反」，当該施設でできない検査の必要がある場合に検査のできる施設に送る義務を怠れば「転送義務違反」，検査をしたのに結果を見落とせば「診断義務違反」という過失になるという[1]．こうしたトラブルになる・ならないは別として，なんらかの検査ができることによって医師・患者（・家族）にもたらされる安心は大きい．つまり，場

合により検査で得られるのは単なる「安心」,「気休め」だとしても救急診療における検査の位置づけはとても大きいのである.

本章では,検査に関わるBBAを基に,救急診療と検査の実施,その結果の取り扱いについて考えていきたい.

### BBAを減らすための救急外来での検査の原則6か条

1. 検査で診断しない/できない病気のことを忘れない（身体的評価・診断的治療が検査に勝ることがある）
2. できるだけ鑑別診断に沿って項目を選ぶ
3. 検査により予想外の異常が判明したら,病態生理学的に症状の説明ができるかどうかを考える
4. 検査の結果が予想外に正常で,患者の症状が持続している場合は検査を追加あるいは再検する
5. 主訴に関係ない症候への検査,他人がオーダーした検査,多数の検査を行なった場合は,結果の見落としに特に注意する
6. 偶発的な異常への対処も忘れない

## 救急における検査の目的 ■

検査は何のために行なうのか.それは「診断」であり,診断の目的は「適切な治療」である.しかし,救急の場では例外的に検査をせずに診断すべき疾患や,救急外来では検査できない・検査で診断できない疾患を扱わなければならないことがある.最初にそうした事例に触れておきたい.

例えば,アナフィラキシーショックや窒息といった病態は検査結果が診断の根拠にはなっておらず,検査より先に治療的介入を行なうことが求められる.また,緊張性気胸は,X線写真を確認すれば一目瞭然という疾患だが,救命のためには身体所見（頻脈,低血圧,頸静脈怒張,片側呼吸音消失と胸郭膨隆,気管の偏位）のみで速やかに診断し,治療を開始しなければならないとされている[2].狭心症も目の前で症状の変動があれば,それに一致した心電図変化の有無が診断の参考になるが,基本的には救急外来で実施可能な検査からは診断できず,問診から診断すべき疾患

の1つである．

　また，病態によっては検査ではなく治療薬の効果の有無を確認し（診断的治療），正式な検査の結果を確認することで診断を確定すべき病態もある．これは意識障害における「昏睡カクテル（ブドウ糖＋チアミン＋ナロキソン）」の投与が代表的である．低血糖や Wernicke 脳症，副腎不全など，特定の物質の欠乏による病態が推測される場合は，治療の前に検体を採取し（※多くの施設で特殊な検体採取容器であることに注意），検査の結果の判明を待たずに治療を開始する．特定の物質の欠乏症が疑われるものの<u>症状が典型的でない場合</u>は，最初に検体を取り損ねると確定診断がつかず，不適切な申し送りが続けば，薬剤が漫然と投与され続ける・あるいは本来必要なのに中止されるケースも生じうるため，注意が必要である．

> **まとめ**
>
> 　検査は診断のために行なうが，検査なしに問診や身体所見から速やかに診断して治療が必要なケースや，診断的治療を行なうことで診断すべきケースがある．検査に固執したり，検体採取のタイミングを誤ったりすると診断できないケースがあることにも注意する．

## 検査の計画 ❷

**鑑別を意識し，診断に必要な検査をする．検査を先に実施した場合でも，この患者の診断に本当に必要な検査項目を考える．**

　救急診療，特に状態の不安定な患者の診療では，「モニター装着，酸素投与，静脈ルートの確保」が基本である．また，目の前の患者の苦痛を少しでも早く和らげるため，診療開始と同時に静脈ルートを確保することも多いだろう．静脈ルートの確保と血液検体の採取は，セットで行なわれることが多いため，救急診療では十分に鑑別診断を検討しないまま検体検査に踏み切ることが少なくない．さらに，少ないマンパワーでできるだけ多くの患者を効率的に診ようとする時，「問診と身体診察をしてから鑑別をあげて……」と手順を踏むとどうしても時間がかかるので，ある程度の情報，特に救急隊の情報から先に検査を実施することが多いのではないだろうか？

　それ自体はやむを得ないことであり，筆者自身も鑑別が不十分なまま（どちらか

というと，特定の疾患に対する思い込みで）検体検査に踏み切り，患者からの情報が増えていく中で鑑別を修正して検査を追加することがある．医師として臨床経験を重ねていけば，少ない情報の中でより妥当性の高い検査をオーダーすることが可能になり，初期検査による診断確率は増していく．

しかし，忘れてはいけないのは「あくまで診断上の重要な情報は問診と身体所見である」ということである．**先に検体検査を提出した場合には，問診や身体診察を終えた時点で，どの結果に注目する必要があるのかを一度考える．鑑別または確定診断に必要な検査がオーダーされていなければこの時点で追加する．**逆に，これらに関係ない項目をオーダーしてしまった場合は，結果が仮に異常値を示した場合の対応方針についても考えておこう．いったん結果を見てしまうと，数字に踊らされ，鑑別に沿って考えることを忘れて混乱・迷走してしまうからである．「とりあえず検査結果を見てから考えよう」と思わないようにしてほしい．

また，多くの器質的疾患は画像検査によって診断を確定することになるが，オーダーする際には，その画像の種類，撮影部位，撮影条件によって確実に診断できるかどうかを十分考えたい．造影検査を行なわなかったために診断できなかった，dynamic画像をオーダーすべきところを単純・平衡相の撮影だけにしてしまったために診断できなかった，見落とした，そうした後悔は案外少なくないのである　表1 ．

**表1　CTの単純・造影早期・造影後期の3相撮影が診断に有用な例**

・急性大動脈解離
・肺血栓塞栓症
・活動性出血
・腸管虚血（腸閉塞，上腸間膜動脈塞栓，非閉塞性腸間膜虚血）
・腹部実質臓器損傷，血管損傷，腸間膜損傷
・肝炎，肝膿瘍
・Fitz-Hugh-Curtis症候群（※造影早期相で肝被膜〜被膜下が濃染）
・急性胆管炎
・急性膵炎

## 症例10: 適切な検査ステップが踏めずBBAとなった喘息患者の側腹部痛 •••

Aさんは50歳代男性．気管支喘息で他院に通院中である．ある日の13時30分ごろ，突然左側腹部に鈍痛を自覚したが，痛みはしばらくして改善した．同日17時ごろ，帰宅途中に疼痛が再燃し，その後も変動なく持続して改善しないため21時ごろ救急外来を受診した．なお，同日朝は1回水様便があり，昼食には寿司を食べ

たという申告があった.

　来院時, 意識清明, 体温 36.9℃, 血圧 150/100 mmHg, 脈拍 67 bpm, 呼吸数 18/分, SpO$_2$ 97%. 臍周囲に軽度の自発痛があり, 身体所見上, 臍部～左側腹部にごく軽度の圧痛があった.

**表2** 症例10 初回受診時の検査: 血液検査, 心電図, 単純CT

| 検査 | 主な結果 | 解釈 |
|---|---|---|
| 血液検査 | WBC 8,100/$\mu$L, CRP 0.11 mg/dL, AST 72 U/L, ALT 43 U/L, LDH 491 U/L, BUN 15.5 mg/dL, Cr 1.31 mg/dL | 炎症反応上昇なし, 心筋逸脱酵素の上昇なし |
| 心電図 | 多源性上室性期外収縮 | 心筋梗塞は否定的 |
| 単純 CT | 上行結腸の位置異常あり（虫垂炎術後）腸閉塞・腸捻転を疑う所見はない | |

　担当する B 医師は, 水様便や寿司の摂取歴から腸炎の可能性を疑い, 症状が続く場合は再受診するよう指示して帰宅させた.

　その後 A さんは帰宅翌日から発熱し痛みも増悪, 歩行困難となり 2 日後に再度来院した. 再受診時, 意識清明, 体温 37.1℃, 血圧 134/80 mmHg, 脈拍 64 bpm, 呼吸数 20/分, SpO$_2$ 96%. 腹部はやや膨隆しているが軟らかく, 左上腹部に軽度の圧痛があり, 左 CVA 叩打痛陽性であった. また, 腸腰筋テスト・閉鎖筋テストは陰性であった. 診断見直しのため以下の検査を実施し, 結果を検討した.

**表3** 症例10 再受診時の検査: 血液検査, 心電図, 腹部X線写真, 単純CT, 尿検査

| 検査 | 主な結果 | 解釈 |
|---|---|---|
| 血液検査 | WBC 16,800/$\mu$L, CRP 12.84 mg/dL, LDH 1,441 U/L, AST 105 U/L, ALT 124 U/L, BUN 19.6 mg/dL, Cr 1.56 mg/dL, D-dimer 1.43 $\mu$g/mL（初回は未検） | 炎症反応上昇 腎機能, 肝機能とも悪化している LDH が高い |
| 心電図 | 多発上室性期外収縮 | |
| 腹部X線写真 | 腸管内ガス貯留, 左横隔膜挙上 | 便秘や腸閉塞による痛みではない |
| 単純 CT | 左腎周囲脂肪織濃度上昇, 腎筋膜肥厚あり | 腎盂腎炎の可能性 |
| 尿検査 | 蛋白（－）, 潜血（－）, 赤血球 1～4/hpf, 白血球<1/hpf, 細菌（－） | 尿管結石・腎盂腎炎には典型的でない |

4 ▶ 検 査

　単純 CT の結果より，腎盂腎炎の可能性があがったが，膿尿・細菌尿がないことからも典型的ではなく，診断の確定は困難であった．原因不明の腹痛として消化器内科で入院・精査することを検討していたところ，消化器内科の医師から腎梗塞の可能性について指摘された．診断確定には造影 CT の撮影が必要だが，患者には喘息があり，造影剤の使用に同意が得られなかったため，代替手段として MRI を撮影したが診断は確定しなかった．

　結局，患者は腎盂腎炎または腎梗塞の疑いで入院（BBA）し，入院後に実施したドプラーエコーで左腎血流の低下を認めたことから最終的に左腎梗塞と診断された．

　腎梗塞は非常に稀な疾患で，救急外来での遭遇頻度は 0.004〜0.007％程度といわれている[3]．加えて，本症例は患者に気管支喘息があり，確定診断に必要な検査ができなかったことも，診断の遅れには影響しているだろう．しかし，本症例の初回受診時の所見を分析すると，稀な疾患・非典型例だから診断できなかった，BBA となってしまったとは言い切れないように思われる．

---

症例 10 の診断エラーの要因

① 鑑別診断・代替診断を考えずに検査を進めていった
② 血液検査の結果から再度診断を検討するステップを飛ばした
③ この患者における造影 CT のリスク・ベネフィットを十分考慮していなかった
④ 画像上，腸炎に合致しない所見を無視した

---

## ① 鑑別診断・代替診断を考えずに検査を進めていった

　これは，痛みの OPQRST から鑑別診断を十分に検討しなかった，ということである．検査というよりも問診・身体所見に関する問題にはなってしまうが，単なる「腹痛」として診断を進めていくのではなく，「突然発症」の「左側腹部痛」として鑑別を進めていくべきであった．

　突然発症の左側腹部痛では，「波のある痛み」ならば管腔臓器の疾患である尿管結石・虚血性腸炎を，「波のない痛み」であれば虚血性・刺激性の痛みである脾梗塞・腎梗塞・特発性脾破裂を考慮しておきたい．後者はいずれも稀な疾患で，腎梗塞・脾梗塞は造影 CT などにより血流を評価しないと診断できない．脾疾患は心臓や血液の疾患，脾腫をベースにすることが多く，参考になる．また，腎梗塞は LDH の

上昇が診断のカギになる.

　検査を先にオーダーする時,　最初から頻度の低い疾患まで全て網羅するよう検査を実施する必要はない.　しかし,　鑑別をあげずに検査を進めていくことは,　結果として診断の効率を下げ,　診断の遅れ/BBA によって患者に身体的・精神的・経済的負担を強いることになる.

　本症例の場合,　突然の左側腹部痛に合致する鑑別疾患をあげ,　初期検査でまず頻度の高い尿管結石・虚血性腸炎に合致する所見（尿潜血,　水腎症,　下行結腸や S 状結腸壁の肥厚）の有無を確認し,　これらがなければ造影 CT を撮るというステップが必要だった.

　第 2 章でも述べたように,　診察の開始前に「まず何の検査をしよう？」と考えるのではなく,　まず鑑別のカギになる質問をしてから初期検査を進めるようにしたい.

## ②　血液検査の結果から再度診断を検討するステップを飛ばした

　本症例が,　腎梗塞の診断につながる初期検査を全くしていなかったかというとそうではなかった.　UpToDate® に記載されている腎梗塞の特徴,　診断のヒントを見てみると,　カギになる所見があった 表4 [4].　LDH と Cr 値である.　LDH は採血時の溶血でも高値を示すことがあり,　非特異的な所見と判断されることも多いが,

表4　**腎梗塞の特徴**（UpToDate®[4]より）

| 原因 | 心原性塞栓 55.7％,　腎動脈損傷 7.5％,　凝固亢進状態 6.6％,　特発性 30.1％ |
|---|---|
| 平均年齢 | 心原性 65 歳,　腎動脈損傷 43 歳,　凝固亢進状態 62 歳,　特発性 49.5 歳 |
| 基礎疾患 | 心原性では高血圧,　糖尿病,　心血管疾患,　心臓弁膜症,　心房細動の割合が多い |
| 病歴 | 典型的には急性発症の側腹部痛（50％）<br>しばしば嘔気（16.9％）,　嘔吐（13％）を伴い,　時に発熱を伴う（10％）<br>両側性のこともある（16.9％） |
| 身体所見 | 血圧が上昇する（レニンの分泌増加によると推測されている）<br>腎臓以外の塞栓症状を伴うことがある<br>無症状のまま見つかることもある |
| 検査所見 | 血尿（32％）,　蛋白尿（12％）,　血清 Cr の平均値は 1.0 mg/dL（0.4〜5.6 mg/dL）<br>LDH 濃度が上昇する（152〜7,660 U/L）,　白血球数と CRP の上昇もみられる |
| 診断 | 血算と血液分画,　血清 Cr と LDH,　尿検査と尿培養,　心電図（心房細動の評価）<br>結石の否定のための単純 CT<br>造影 CT（代替手段として造影 MRI）<br>※腎血流シンチはあまり使わないが感度 97％,　造影 CT は感度 80％,　エコーは感度 11％. |

少なくともなぜ高いのか，腹痛との関連を検討することで診断を考慮するきっかけとなる可能性はあった．Crについては前値がないと判断が難しいが，検診歴のある比較的若い患者であれば，過去検診異常についてを把握していることが多いので，新規のものかそうでないかは検討できたかもしれない．

　機械的とはいえ検査を提出したのだから，異常となった理由を検討し，結果は診断に活かすようにすべきだった．

### ③ この患者における造影 CT のリスク・ベネフィットを十分考慮していなかった

　気管支喘息だけでなく，患者に造影剤アレルギー，メトホルミン服用，腎疾患などがあると，造影剤の使用が問題になる．しかし，他に診断する手段がない・限られる場合や，診断を見落とした時のデメリットが大きい場合には造影剤の使用に伴うリスクを管理しながら，造影検査を優先せざるを得ない．リスクのある患者に造影剤を使用するかどうかは基本的には診療する医療機関で設けたルールに従うことにはなるが，患者が最終的に検査に同意するかどうかは「説明を行なう医師自身の理解（説明のニュアンス）」にどうしても影響されると言わざるを得ない．つまり，造影剤使用に関するリスクの大きさやその管理について，医師は正しく理解しておく必要がある．そこで 表5 にヨード造影剤の使用がリスクとなりうる状況を整理した[5]．

　一般的に，造影剤アレルギーがある場合は，他の画像検査への変更，過去の反応の強さに応じた予防処置，造影剤の変更，アレルギー専門医への相談などの対策が必要である．しかし，アレルギー反応の程度が中等度以下であれば，造影剤アレルギーの危険性より造影の利益のほうが上回ることも忘れずにおきたい．また，造影剤アレルギーの予防を目的とした前処置を行なう場合は，資料によって使用する薬剤の種類や量は若干異なるが，検査の5時間前にステロイド（コルチゾールまたはメチルプレドニゾロン），1時間前にステロイド（同）と抗ヒスタミン薬（ジフェンヒドラミン）を投薬する．

　喘息の場合は症状がコントロールされていれば（現行治療により発作が起きていないなら）造影の絶対禁忌ではなく，本資料[5]では，喘息の既往のある患者における必要な造影検査の回避や，ルーチンの前処置を推奨していない．

　Aさんの場合は，腎梗塞が優先度の高い鑑別疾患としてあげられることが前提になるが，救急外来では造影CTでしか診断できないため，「前処置を行なったうえで造影CTを行なう」という選択肢になったのではないだろうか？

**表5** ヨード造影剤禁忌かどうか（UpToDate[®5]より）

## 1. 過去の副反応の評価
① 非イオン造影剤ではなく，イオン造影剤（CT，X線撮影，透視，血管造影）によるものだったのかどうかの確認
② 初回反応の臨床的詳細（症状，持続時間，治療を必要としたかどうか）の確認
イオン造影剤に関連しない他のアレルゲンへの過敏性のある患者への予防処置は不要．アトピー性リスク因子（喘息など）のある患者における，造影剤に対する緊急性の高い過敏反応のリスクは一般人口の約2倍である．ただし，甲殻類へのアレルギーは造影剤副反応の特異的なリスクではない．

## 2. 造影剤腎症に対するリスクの評価
外来患者の場合は，
① 腎疾患（単腎・移植腎・腎手術・腫瘍・慢性腎疾患）の既往
② 薬物療法の必要な高血圧
③ 糖尿病
④ 60歳以上
であれば，eGFRを評価する．ただし，生命にかかわる状況（重症外傷，大動脈解離の疑いなど），血液透析中の無尿の患者，進行中の急性腎障害については例外．

## 3. 腎機能障害のある患者
① eGFR≧30 mL/min/1.73m²: 特別な予防は不要
② eGFR＜30 mL/min/1.73m²: 代替手段（単純CT・MRI・超音波）を考慮する．等張輸液も有用．
③ 急性腎障害の患者: eGFRの評価は有用でない．重度の腎障害の管理に準ずる．
④ 透析中の患者: 無尿の場合予防は不要．それ以外は重度の腎障害の管理に準ずる．
⑤ 過去24時間以内に造影剤を投与された患者: 造影剤の使用は問題ない（48～72時間以内は造影剤腎症のリスクとする資料もある）．

## 4. その他
① 小児: 成人に比べて急性の過敏反応を起こしにくい．
② 妊婦: 胎児に有害事象の報告はない．
③ 授乳婦: 造影剤の分泌された母乳に有害事象の報告はない．心配なら24時間授乳を中止する．
④ アレルギー・喘息のある患者: 薬物・食物アレルギーがあると，アレルギー反応のリスクが2～3倍に増加する．造影剤を回避するか，前処置が勧められる．喘息でもアレルギー反応のリスクは増加するが，回避や前処置の必要性は示されていない．
⑤ 褐色細胞腫・鎌状赤血球症: 現在のイオン造影剤ではクリーゼのリスク増加の報告はない．
⑥ メトホルミン服用中の患者: 重度の腎障害（eGFR＜30 mL/min/1.73 m²）があると乳酸アシドーシスのリスクが増加するので禁忌．それ以外の場合ではメトホルミンの中止や腎機能のフォローは必要ない．
⑦ 放射性ヨード画像または治療: ヨード造影剤は放射性ヨードの取り込みを阻害する．造影CTが必要な場合は，4～8週間のwash out期間が必要．

## ④ 画像上，腸炎に合致しない所見を無視した

本件については，次の「検査結果の解釈」の項目で触れるため，そちらを参考にしていただきたい．

> **まとめ**
>
> 　検査は，できるかぎり鑑別疾患に基づき，診断を確定・否定できる検査をオーダーする．先に検査をオーダーして診察を進める場合は，鑑別疾患に基づいて注目すべき項目を意識しておく．
> 　病態の緊急性にもよるが，画像検査に進む前に検体検査の結果を必ず検討する．画像検査は，鑑別にあげた疾患が診断できる方法を選択しなければならない．

## 検査結果の解釈 ❸

**検査だけで診断しようとしない．異常値を見たらその異常が患者の症状を説明しうる所見なのかを考える．**

救急外来で検査結果を解釈する際に注意すべきことは，以下の3つである．

> ① 検査の結果が追いついていない（変化が十分表れていない）可能性はないか
> ② 非典型例の（なんらかの理由で検査結果に表れにくい）可能性はどれくらいあるか
> ③ 予想外の異常値を見た場合の扱い方（どのように診断と関連づけたらよいか）

　本項では，「③予想外の異常値を見た場合の扱い方」への対応について説明したい．
　前項「検査の計画 ❷」で述べたように，診断の過程で鑑別疾患が少ない場合，検査の目的がはっきりしているため，あまり多くの検査項目をオーダーすることはない．つまり，異常があるとは予想もしていないような項目をオーダーすることはほとんどないはずである．しかし，救急診療では患者の情報を十分得る前に検査を進めることがあるため，どうしてもオーダー項目が多くなってしまう．それでも「検査を確認する前に問診と身体所見から鑑別を絞り，どの項目に着目するかを決めておく」というプロセスを怠らなければ，診断がぶれることはあまりないが，臨床経

験が浅く診断力が未熟だと，検査だけで診断しようとしてしまい，次々と不要な検査を重ねるなど異常値に振り回されてしまうことがある．

　もし，予想もしない項目が異常値を示したら（すなわち，鑑別疾患に合致しない異常が見つかったら）どうすればよいだろうか．もちろん，その異常が緊急性の高い・深刻な疾患を示唆するものならば，患者の症状との関連がたとえ乏しくても，その疾患を否定するための追加検査が必要になる．しかし最も大事なことは，**検査で判明した異常が目の前の患者の症状や経過を説明しうるものなのか，病態生理の観点から必ず考えるようにすること**である．

## 症例 11: 下されていた診断が患者の症状に合致せず，画像の見直しにつながった腹痛

　Ｃさんは 40 歳代後半の男性．高血圧で通院治療中である．ある日の朝，安静時に突然左上腹部痛を自覚した．痛みは体動や呼吸で悪化することはなく，歩行も可能であったが，波はなく持続的で，これまでに経験したことのないものであったことや，しばらく様子を見ても改善しなかったことから，同日 11 時過ぎに救急要請し来院した．9 時に普通便があり，排便後に痛みの変動はない．嘔気はあるが嘔吐はない．

　来院時，意識清明，体温 36.0℃，血圧 157/107 mmHg，脈拍 78 bpm，呼吸数 24/分，$SpO_2$ 99%．腹部は平坦・軟で腸蠕動音が減弱．左上腹部を中心に腹部全体の圧痛があり，左上腹部に限局して打診痛と反跳痛があった．季肋部やCVAの叩打痛はなかった．その他身体所見に異常なし．

　担当医は，突発性の腹痛で，アセトアミノフェンを点滴静注しても改善のないことから，憩室炎・腸炎・腎梗塞を鑑別に検査を実施した．

**表6** 症例11　初回受診時の検査: 血液検査，尿検査，腹部超音波，心電図，腹部X線写真，腹部骨盤単純・造影CT

| 検査 | 主な結果 | 解釈 |
|---|---|---|
| 血液検査 | WBC 11,100/$\mu$L，CRP 0.27 mg/dL，D-dimer 0.68 $\mu$g/mL<br>T-bil 0.8 mg/dL，BUN 9.1 mg/dL，Cr 0.69 mg/dL<br>Amy 64 U/L，p-Amy 25 U/L<br>Lactate 2.03 mmol/L | 炎症反応は軽度上昇．凝固異常なし．<br>肝胆道系酵素・ビリルビン・心筋逸脱酵素・アミラーゼは正常範囲内．<br>Lactate やや高値． |

**表6** つづき

| 検査 | 主な結果 | 解釈 |
|---|---|---|
| 尿検査 | 蛋白・亜硝酸塩・細菌（−）<br>白血球＜1/hpf，赤血球＜1/hpf | 尿管結石は否定的. |
| 腹部超音波 | FAST 陰性，水腎症なし.<br>肝内胆管拡張なし，胆嚢腫大・胆石なし.<br>腹部大動脈瘤なし.<br>腸管の拡張や液体貯留なし. | 腹腔内出血，尿管結石，腸炎に合致する所見なし. |
| 心電図 | HR 62 bpm・洞調律．軸偏位なし.<br>有意な ST-T 変化なし．早期再分極疑い. | 心筋梗塞や，塞栓の原因となりうる心房細動は否定. |
| 腹部 X 線写真 | 両側腸腰筋陰影鮮明．小腸・結腸にガスを認めるが分布に偏りなし．腸管の拡張像は指摘できない．直腸内にガスを認める. | 便秘，腸閉塞は考えにくい. |
| 単純・造影CT | S 状結腸の軽度壁肥厚あり.<br>腎の造影効果は均一．結石・水腎症なし.<br>腹腔動脈 3 分枝解離・脾臓腹側に造影不良域 | S 状結腸の腸炎の疑い.<br>※腹腔動脈解離は見落とされていた. |

　造影 CT では，S 状結腸の軽度壁肥厚以外に有意な所見はなく，その後症状改善したため，S 状結腸炎の疑いで処方・帰宅の方針とした.

　初回受診日から 11 日後，別の医師がカルテチェックをしていたところ，症状と診断が合わないことに気づき，CT を確認すると腹腔動脈解離と脾梗塞の所見があり，C さんへ電話で連絡し初診から 12 日後に再診となった.

**表7** 症例11 再受診時の検査: 血液検査，心電図，腹部骨盤単純・造影CT

| 検査 | 主な結果 | 解釈 |
|---|---|---|
| 血液検査 | WBC 5,700/$\mu$L，CRP 0.10 mg/dL，D-dimer 0.64 $\mu$g/mL，T-bil 0.7 mg/dL，BUN 11.0 mg/dL，Cr 0.68 mg/dL<br>Amy 76 U/L，p-Amy 27 U/L | |
| 心電図 | HR 71 bpm，洞調律，正軸，非特異的心室内伝導遅延. | 前回と著変なし. |
| 単純・造影CT | 腹腔動脈解離は 3 分枝に及ぶ．前回と著変なし．起始部狭窄あり.<br>前回指摘された，脾臓腹側の造影不良域は改善している. | 前回と所見に著変なし. |

　C さんは結果として所見の悪化がなかったことから，BBA には至らなかった.

この症例の診断修正のきっかけは，「症状と診断が合わない」という感覚であった．CTで指摘されたS状結腸炎であれば，痛みは神経支配の関係から下腹部に起こるはずであると考え，本当にS状結腸炎の所見があるのか，あればどのくらいひどい所見なのかを確認したところ，脾梗塞が見つかり，腹腔動脈解離の診断につながった．

　腹腔動脈解離も腎梗塞同様，稀な疾患である．日本や中国，韓国といったアジアからの報告例が多く[6]，喫煙歴や高血圧などのある40～60歳代の男性に発症しやすいことが知られているが，正確な発生頻度はわかっていない（0.08％との報告もある）．診断のgold standardはマルチスライス造影CTであり，造影できない場合の代替手段としては，MRAがある．

　腹腔動脈解離や上腸間膜動脈解離（孤立性内臓動脈解離）はあくまで症状〔食事によって誘発・増悪しない，突然発症の心窩部痛（腹腔動脈解離），または臍周囲痛（上腸間膜動脈解離）〕と身体所見（疼痛に比して腹部所見に乏しい）から疑い，診断に適した画像検査で診断すべき疾患であり，検体検査では特異的な結果が得られることは少ないとされている．ちなみに，突然発症・血管障害のマーカーとしてD-dimerがしばしば利用されるが孤立性内臓動脈解離においてD-dimerはほとんど上昇しないことが知られており[7]，注意が必要である．

　診療に慣れてくると，症状と身体所見から確認すべき検査所見のパターンがわかってくる．例えば，何度か触れているように，「上腹部痛を訴えるが圧痛が上腹部にない」患者の所見が虫垂炎や卵管妊娠破裂なら病態生理的に矛盾しない．「強い便意はあるが便が出ない」あるいは「頻回・少量の水様便がある」，「肛門痛があるが肛門に所見がない」場合は，Douglas窩に炎症が波及したり，炎症性腹水や血液が貯留したりしている可能性がある（仙骨神経を支配域とする子宮の強い収縮でも起こりうる）．心筋梗塞でのどや下顎が痛くなるという現象を知っていれば，頭頸部の画像に頼らなくても，心電図を取るだけで即診断につながる．

　特に，関連痛・放散痛や，物理的な刺激によって生じうる症状は，こうした「気づき」につながるため一度整理しておくとよい．もし，所見のある臓器と，患者の症状とが合致しなければ，診断を確定せず，より正確に所見の確認できる検査を追加する（例えば，単純CTしか撮影していないなら造影CTを追加する，CTでわからないならMRIを追加する．血液検査や心電図など全く違う方法で診断がつくこともある）ことを検討したい．ちなみに，あるはずの所見がないことも診断の材料になることがある（のどが痛いが咽頭の所見が乏しい→喉頭蓋炎，縦隔気腫，大動脈解離，心筋梗塞など）．このようなケースではより経験のある医師に相談するこ

とであっさり診断につながることもある．

　成書にも記されているように，検査の結果が丁寧な問診・身体所見から予想した診断を覆すことはあまりない．

> **まとめ**
>
> 　患者の検査結果が「予想に反した異常」の場合は，目の前の患者の症状や経過を説明しうるものなのか，病態生理の観点から必ず考えるようにする．
>
> 　患者の症状が持続しており，所見のある臓器と患者の症状とが合致しなければ，診断を確定せず，より正確に診断できる検査を追加する．

## 検査の継続 4

**疑っている疾患の「経過」，検査結果に表れる「タイミング」を必ず意識する．患者の症状が持続しているならば，診断に合致する所見が得られるまで検査を継続する．**

　本項では救急外来で検査結果を解釈する際に注意すべきこと（p.57）の「①検査の結果が追いついていない可能性」，「②非典型例の可能性」への対応を説明したい．

　まず，診察中の患者が発症してまもない場合は，自分が診断しようとしている疾患の検査所見が時間経過によりどのように変化していくのかを意識する．

　例えば，心筋梗塞は近年，十二誘導心電図に加えて高感度トロポニンにより診断されるが，非 ST 上昇型心筋梗塞（NSTEMI）の診断では，発症してからの時間と高感度トロポニンの種類（I か T か）・測定方法により，診断アルゴリズムが提案されている[8]．また，虫垂炎の診断に白血球数・好中球数・CRP が有用であることが知られているが，発症からの時期によってそれぞれのデータの有用性が異なることはご存知のとおりである  [9]．

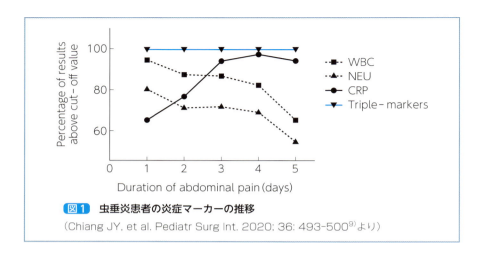

**図1** 虫垂炎患者の炎症マーカーの推移

(Chiang JY, et al. Pediatr Surg Int. 2020; 36: 493-500[9]より)

　また，本来あるべき異常がない場合は，患者の利益を十分に考慮し，診断を否定するのか，時間を空けて再検査するのか，経過を観察するのかを決めたい．

### 症例 12: 検査前診断を重視し，画像検査の追加により確定診断できた突然の胸痛

　Dさんは40歳代前半の男性．トラックドライバーをしており，喫煙歴がある．病院にはあまりかかっていないので診断・治療されている疾患はなく，処方もない．ある日の早朝，車内で仮眠したのち，起きようとしたところで胸苦しさを自覚し，症状が改善しないために救急要請し来院した．来院時，血圧 154/86 mmHg（左右差なし），脈拍 102 bpm，呼吸数 22/分．表情は苦悶様で，顔面にはうっすらと汗をかいていた．担当医は重症と判断し，ルートを確保しながら血液検査，心電図を実施したが，心電図には異常がなかった．身体所見では明らかな異常を指摘できず，下腿浮腫や把握痛もなかった．胸部X線写真でも明らかな異常はなかった．血液検査の結果，WBC 10,300/μL，CRP 0.34 mg/dL，D-dimer は 0.44 μg/mL．時間を空けて二度目の心電図を取るが初回と著変はない．

　この時点でDさんの 5 killer chest pain（心筋梗塞，急性大動脈解離，肺血栓塞栓症，自然気胸，食道破裂）の可能性はほぼ否定できたといえるだろうか？
　発症経過と2回の心電図，胸部X線写真所見から心筋梗塞，自然気胸，食道破裂

については可能性が高いと考える人は少ないと思われる．ちなみに大動脈解離に対する D-dimer≧500 ng/mL（0.5 μg/mL）の感度は 96％，LR－は 0.06 といわれている[10,11]．つまり，D-dimer は大動脈解離を否定するのにかなり有効な検査である．肺血栓塞栓症については，臨床予測ルールと組み合わせて判定することが重要とされており[12]，Wells の基準で低スコアであれば「D-dimer 正常」は除外に有用だし，高スコアであれば除外に役立たないといわれている．この患者は Wells の基準 1.5 点なので unlikely に該当し，D-dimer 正常であれば肺血栓塞栓の可能性は低いと判断された．

このような場合，あなたは検査を終了するだろうか 図2(2) ．それとも続けるだろうか 図2(3) ．

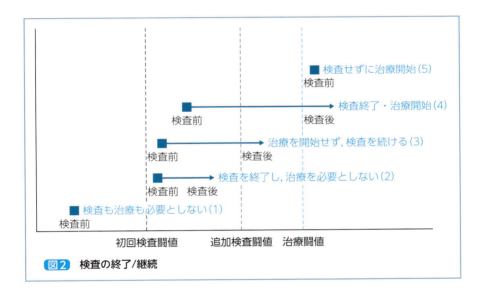

図2　検査の終了/継続

救急外来では，検査の終了と継続のほかに診断が確定していない場合の対応として，「経過観察」という選択肢がよく利用される．経過観察の場としては病院と自宅とがあり，患者の現在の状態（重症度），見落としてはいけない疾患の性質（緊急度）に加えて，病院へのアクセス（患者の認知機能，ADL，家庭環境や病院までの移動距離・移動手段など）によって入院・帰宅・救急外来のいずれかで，どのくらい様子を見るかが決まる 図3 ．

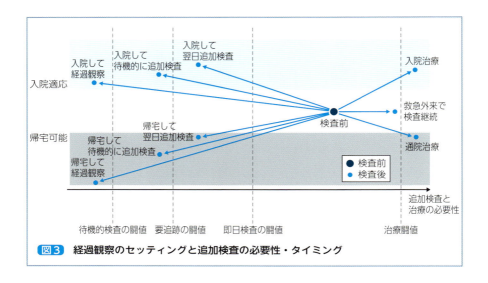

**図3** 経過観察のセッティングと追加検査の必要性・タイミング

　本症例は，苦悶様顔貌と冷汗，軽度の頻脈・頻呼吸を伴っていたこと，ドライバーという職業（外食中心の食生活や生活の不規則さから冠血管リスクが高い），喫煙歴といった背景リスクから，経過観察ではなくそのままより精度の高い検査を実施する方針となり，PE-DVT 単純・造影 CT を撮影．Stanford A 型大動脈解離と診断された．

　ちなみに，大動脈解離の診断において ADD-RS（aortic dissection detection risk score）と D-dimer を組み合わせることで診断精度が高まることが知られているが 図4 [13]，本症例は ADD-RS 1 点（痛みの性状のみ）で D-dimer＜0.5 μg/mL であった．

　このように，いくつかの問診・身体所見・検査所見を組み合わせることで診断精度を高めようとするプロセスが有用ではあるが，画像を診断の gold standard とした時，感度 100％という身体所見や検体検査は残念ながらほぼない．きわめて精度が高いとされる検査や prediction rule 表8 であっても，病歴と身体所見上，診断が否定できないのであれば，より確定的な検査を行なう必要がある．

## 4 ▶ 検 査

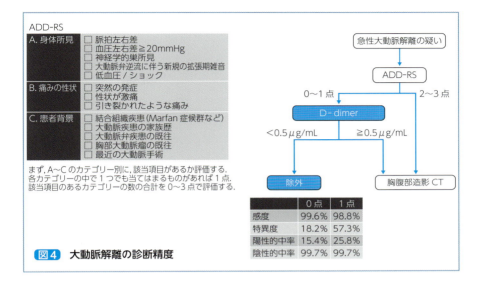

**図4** 大動脈解離の診断精度

**表8** 診断精度ほぼ100%とされる所見の組み合わせの例

| | 疾患 | 感度 | Gold Standard | 文献 PMID[14〜16] |
|---|---|---|---|---|
| Ottawa ankle rules | 足関節骨折 中足骨骨折 | ほぼ 100% | X線写真 | 12595378 |
| SIRCH (spine infection risk calculation heuristic) score≧3 | 化膿性脊椎炎 | 100% | MRI | 34546893 |
| Canadian CT Head Rule High risk factors | 神経学的治療の 必要な頭部外傷 | 100% | CT | 11356436 |

### まとめ

　患者の検査結果が「予想に反して軽微」である場合は，発症からのタイミングを考慮し，患者の利益に基づくセッティング（救急外来でそのまま・入院・翌日外来で）経過を追跡する．きわめて精度が高いとされる検査であっても，病歴と身体所見上，診断が否定できないのであれば，より確定的な検査を行なう必要がある．

## 結果の見落としへの対処 5

**行なった検査の異常は，検査を行なった者に確認・対処する責任がある．**

　筆者が医師になってから 20 年余りの間に，BNP，D-dimer，高感度 TROP-I といった項目が標準的に救急外来でも確認できるようになり，診療における精神的負担は大きく軽減された．その反面，それほど必要性を意識していなくてもなんとなく多くの検査を提出してしまい，結果として見落としにつながっているようにも思われる．

　また，X 線写真はデジタル画像が主流となり，自由に thin slice の CT が撮影できる施設も増えた．これにより，異常を可視化することが容易になり，疾患の見落としは著しく減った．一方，もともと撮影の目的としない臓器の異常について，見落としをどのようにして減らすか，そしてどう対処するかが課題になっている．

　BBA につながる見落としが起こりやすい状況について，いくつかの症例とともに紹介したい．

### ▶主訴の診断以外の目的で検査を実施し，主訴に関連ある異常を確認しなかった

> **症例 13: 肺炎診断のための胸部 CT で動脈解離を見落とし，BBA となった失神**
>
> 　E さんは 70 歳代女性．意識消失を伴う頭部外傷で救急搬送された．診察時に咳嗽が 1 か月以上前から続いていることがわかったため，意識消失・頭部外傷に対するスクリーニング検査とは別に，肺炎の確認目的に胸部 CT も撮影した．その結果，肺炎像はなく，他検査でも治療の必要な異常がないと判断して外傷処置後に帰宅させた．
>
> 　放射線科医による後日読影で上行大動脈に直径 68 mm の解離性大動脈瘤の指摘があり，E さんは BBA となった．

## 4 ▶ 検 査

**表9 症例13 初回受診時に実施した検査: 頭部単純CT, 胸部単純CT, 心電図, 血液検査**

| 検査 | 主な結果 | 解釈 |
|---|---|---|
| 頭部単純 CT | 頭蓋骨骨折や頭蓋内出血なし | 異常なし |
| 胸部単純 CT | 上行大動脈が直径 68 mm と著明に拡張し, 内腔に剝離内膜を認める<br>右肺中葉・左舌区に陳旧性炎症性変化あり | 肺炎像なし |
| 心電図 | HR 107 bpm, 洞性頻脈, 明らかな軸偏位なし, 明らかな ST-T 変化なし, QTc 0.422 sec | 異常なし |
| 血液検査 | WBC 9,600/μL, Hb 11.7 g/dL, D-dimer 2.45 μg/mL, BUN 4.7 mg/dL, Cr 0.49 mg/dL, Glu 131 mg/dL | |

　本症例には研修医 1 名とスタッフ医師 3 名が関わっていたが, 研修医以外に胸部 CT 検査の結果を確認した形跡がなかった.

　意識消失の患者の胸部画像では, 単純撮影であっても肺血管陰影の途絶, 肺動脈主幹部の拡張, 大動脈解離がないかについても可能な限り確認したい. **少なくとも患者の主訴に関連する領域を撮影するならば, 画像検査の積極的適応がないと判断したとしても, 主訴の原因となりうる疾患がないか確認するよう心がけたいものである.**

　なお, 胸部 CT では小さな肺腫瘍のほか, 肺の外にある甲状腺腫瘍, 乳癌, 膵臓癌などが見落とされやすい. その場では診断できなくても, 見落としが起こりうる可能性については患者と共有しておきたい.

### ▶検査結果の確認から診療を引き継いだことで, 結果の確認が不十分になった

#### 症例 14: 訴えの変化と診療引き継ぎにより, 画像診断を誤った 認知症患者の腹痛 • • • • • • • • • • • • • • • • • • • • • •

　F さんは 90 歳代女性. 高度の認知症がある. 腹痛で苦しんでいるところを家族に発見され, 救急搬送となった. 来院時, 救急外来は混雑しており, F さんが腹痛ではなく左膝の痛みを訴えたため, 担当した G 医師は身体診察に先行してルート確保と血液検査を行ない, 胸部・腹部・左膝の X 線写真をオーダーした. 身体所見を取ろうとしたところポータブル X 線撮影の放射線技師が来訪したため, G 医師は撮影待ちの状態で夜勤の H 医師に診療を引き継いだ.

　腹部 X 線写真には拡張した小腸ガスが多量に描出されていたが, G 医師は画像確認をしないまま帰宅し, 夜勤の H 医師は大腸ガス・便秘と判断して, 浣腸を施行し

た．その後，患者の腹痛がないことを確認して帰宅させたが，翌日，患者は腹痛を主訴に再度救急搬送され，左閉鎖孔ヘルニア嵌頓の診断（※閉鎖神経の支配域は左膝上内側であり，膝の痛みが出うる）でBBAとなった．

シフトで動いている以上，どこかのタイミングで診療を引き継ぐ必要が出てくるが，診断の前に引き継ぐ際には**患者のプロブレムと実施した検査の項目，検査結果の確認の要点を伝えること，そして引き継がれた側は，プロブレムに基づいて病歴・身体所見を再度簡単に確認し，検査の適応を整理すること**が望ましい．併せて，時間の許す限り引き継いだ側（オーダーした側）の医師も結果を確認することで，結果の見落としは避けられる．できる限り両者立ち会いのもとで身体所見と検査内容をダブルチェックすることをお勧めしたい．

## ▶電子カルテのひな型に検査の項目（タイトル）だけでなく「正常」の所見まで書き入れていたために，異常の確認が漏れた

### 症例15: 不適切なひな型の利用が検査の確認漏れとBBAにつながった
嘔気・転倒 • • • • • • • • • • • • • • • • • • • • • • • • • • • • • • • • • • • • • •

Jさんは80歳代男性．2型糖尿病・陳旧性心筋梗塞で通院治療中である．来院当日の朝から嘔気・嘔吐があり，かかりつけの医療機関へ向かう途中でふらついて転倒し，頭部を打撲したため救急搬送となった．来院時，上腹部の軽度圧迫感を訴えていたため，意識消失・頭部外傷に対するスクリーニング検査（血液検査，十二誘導心電図，胸部X線写真，頭部CT）とともに腹部X線写真が実施された．その結果，軽度の炎症反応上昇はあるがいずれの検査にも異常はないと評価され，胃腸炎の疑いで抗菌薬を処方されて帰宅となった．

**表10** 症例15 初回受診時に実施した検査: 胸部X線写真，腹部X線写真，頭部CT，心電図，血液検査

| 検査 | 主な結果 | 解釈 |
|---|---|---|
| 胸部X線写真 | CTR 53%，両CP angle sharp<br>両側下肺野でやや間質影増強 | 異常なし |
| 腹部X線写真 | 両側腸腰筋陰影鮮明．拡張のない小腸ガスがあるが，直腸までガスは進行している．遊離ガスはない． | Niveau（−），Free air（−） |
| 頭部CT | 頭蓋内出血，頭蓋骨骨折なし，正中構造の偏倚なし | 異常なし |

**4 ▶ 検 査**

**表10** つづき

| 検査 | 主な結果 | 解釈 |
|---|---|---|
| 心電図 | HR 70 bpm，洞調律，左軸偏位<br>Ⅱ・Ⅲ・aVF・V5-6 で ST 上昇・陰性 T<br>Ⅰ・aVL で ST 下降.<br>※自動読影「最近？ の下壁心筋梗塞」 | 正常洞調律，<br>ST-T 変化な<br>し，鏡面像な<br>し |
| 血液検査 | WBC 9,200/μL，CRP 0.23 mg/dL<br>Glu 272 mg/dL<br>AST 44 U/L，ALT 18 U/L，ALP 73 U/L，γGTP 19 U/L<br>CK 354 U/L，CK-MB 15.4 U/L，<br>TROP-I 2,850.3 pg/mL | 記載なし |

　その後も J さんは腹部不快感が持続し，嘔吐，軟便があったため翌日再度来院した．再診時の心電図でⅡ・Ⅲ・aVF で T 波の陰転化と異常 Q 波，2 度房室ブロックがみられ，血液検査で TROP-I 40,000 pg/mL と高値であり，急性心筋梗塞・2 度房室ブロックの診断でBBAとなった．この時点で前日の検査結果を再度確認したところ，TROP-I 高値と心電図上Ⅱ・Ⅲ・aVF での ST 上昇・陰性 T が見落とされていたことが判明した．

　本症例では初回心電図，血液検査ともに明らかな異常を呈していたが，カルテには正常所見が記載されていた．後日，担当した医師が用いているカルテのひな型を確認したところ，最初から正常の心電図所見が書き入れられており，所見の記入漏れ対策が講じられていることがわかった．また，CK・CK-MB・TROP-I はいずれも結果が記載されておらず，高値再検中で電子カルテ上に未反映となっている検査結果を確認しないまま帰宅させてしまったことがわかった．

　検査項目が多くなると，どうしても所見を見落とすリスクが高くなる．多くの医療機関において心電図については自動読影機能があり，血液検査には異常値を色付けして表示するシステムがあるが，それでも見落としが発生してしまう．**チェックリストの活用や，ダブルチェック体制を設ける**といった対策が有用であることが知られているが[17]，少しでも見落としを減らすよう工夫したいものである．

　ちなみに筆者の勤務する施設では，心電図を記録した後，**紙出力された心電図の自動読影結果の横に，いったん患者の症状と，自動読影所見を確認した医師のサイン**を書き入れておき，日勤帯にリーダー医師が記録用紙を**まとめて再確認する**というルールを設けた．その結果，少なくとも自動読影に記載された重要所見を見落とす

ことはほとんどなくなった．また，カルテの**ひな型に正常所見を書き入れておくことは禁止**し，検体検査の結果は数値を貼付するだけでなく，**結果の要約を文字で記載する**というルールを設け，異常所見を意識できるよう試みている．

加えて，放射線科医師による CT の二次読影レポートは，心電図同様毎日リーダー医師がチェックし，カルテの内容から見落としが疑われる場合は，患者やその家族に連絡するようにしている．見落としはないに越したことはないが，挽回可能なタイミングであればよい．「**見落としをできるだけ早く拾う＝命を救える BBA につなげるための作業**」と考えればよいのではないだろうか．

### まとめ

主訴に関係しない症状に対する検査，他人がオーダーした検査の結果は見落とすリスクが高くなる．また，当然だが多数の検査をオーダーするほど，見落としのリスクが高まるので検査結果を読み流さない工夫をしておく．

## 偶発的な異常への対処 6

最後に，様々な検査を行なった結果，主訴との関連に乏しい・緊急性の低い異常（例えば，軽度の貧血や高血糖，肝機能・腎機能異常，小さな肺腫瘍など）を偶然発見した時の対応について検討しておきたい．見つかった異常が検診や通院中の医療機関などですでに指摘されている異常でない場合は，検査をオーダーした（※診療を引き継いだ場合は，結果を確認した）医師が次の対応につなげる責任がある．

診療中に担当医が気づいた場合には，患者や家族に受診の必要性を説明したうえで，**できる限り紹介状や依頼状を作成して確実な後日受診につなげる**ようにする．しかし，特に画像上の微細な異常所見は診療中に気づけない場合もあるため，検出のしかたと患者に伝達するためのフローは決めておきたい．

筆者の勤務する施設では，救急外来から帰宅させる患者に必ず説明文書を渡している．文書には，**一定の確率で見落としが避けられないこと**，**専門医師に画像読影を依頼したうえで後日連絡する可能性のあること**と，**発信元となる電話番号**を記載しており，この番号からの連絡であれば**必ず出るか，コールバックする**よう患者に依頼している ．これにより，診療の際の見落としだけでなく，偶発的に見つかった異常についても対応できる体制を目指している．

## 4 ▶ 検 査

□ 救急で撮影した画像に受診の必要のある異常が見つかった場合には，連絡を差し上げます

CT や MRI などの画像については，当日担当医が確認しその結果をお伝えしますが，確認の内容は主に受診された症状に関連する異常の有無に限られ，すべてを指摘しきれないことがあります．当院では，翌日以降に放射線科医が精密な画像読影を行いますので，その読影の結果，治療の必要な異常が見つかった場合には，今後受診を予定されている診療科や医院の医師にお伝えするか，患者さんに電話で（診療申し込みの際に届けていただいたご連絡先へ）連絡を差し上げます．電話が通じない場合には，文書を郵送して連絡を差し上げますので記載された指示に従ってご受診ください．

**図5** 帰宅説明文書の一部

　文書を作成する前は，オレオレ詐欺などのなりすまし電話が増えてきたという社会背景もあり，電話をかけても通じない・出てもらえないことが少なくなかったが，この文書を渡すようにしたことで，ほぼ全ての患者に連絡が取れるようになった．

### ● まとめ ●

　緊急性の低い異常については，翌日以降の対応につなげる．確実な受診を促すためには紹介状・依頼状の発行が有効である．画像検査については一定の確率で見落としがあることをあらかじめ伝え，連絡先の確認と発信元の電話番号の伝達をしておくことが有効である．

◆ 参考文献
1. 光樹（こうき）法律会計事務所．医療コラム『医療行為の過失の種類．http: //www. iryoukago-bengo.jp/article/15779211.html（Accessed 2022/11/14）
2. 太田祥一，鈴木　昌，西川正憲．手技：胸腔穿刺およびドレナージ．日本内科学会雑誌．2013；102：1243-7．
3. Nah S, Han S, Kim HB, et al. Predictor of renal infarction in patients presenting to the emergency epartment with flank pain : a retrospective observational study. PLoS One. 2021；16：e0261054.
4. UpToDate. Renal Infarction. https: //www.uptodate.com/contents/renal-infarction（Accessed 2022/11/14）
5. UpToDate. Patient evaluation prior to oral or iodinated intravenous contrast for

computed tomography. https://www.uptodate.com/contents/patient-evalua-tion-prior-to-oral-or-iodinated-intravenous-contrast-for-computed-tomography (Accessed 2022/11/19)

6. Wang J, He Y, Zhao J, et al. Systematic review and meta-analysis of current evi-dence in spontaneous isolated celiac and superior mesenteric artery dissection. J Vasc Surg. 2018；68：1228-40.e9.

7. 水　大介，林　卓郎，伊原崇晃，他．孤立性内臓動脈解離9症例の検討．JJAAM. 2014；25：710-6.

8. Garg P, Morris P, Fazlanie AL, et al. Cardiac biomarkers of acute coronary syn-drome：from history to high-sensitivity cariac troponin. Intern Emerg Med. 2017；12：147-55.

9. Chiang JY, Angus MI, Nah SA, et al. Time course response of inflammatory markers in pediatric appendicitis. Pediatr Surg Int. 2020；36：493-500.

10. Yao J, Bai T, Yang B, et al. The diagnostic value of D-dimer in acute aortic dissec-tion. J Cardiothorac Surg. 2021；16：343.

11. Shimony A, Filion KB, Mottillo S, et al. Meta-analysis of usefulness of d-dimer to diagnose acute aortic dissection. Am J Cardiol. 2011；107：1227-34.

12. Lucassen WAM, Douma RA, Toll DB, et al. Excluding pulmonary embolism in primary care D-dimer test：a scenario analysis. BMC Fam Pract. 2010；11：64.

13. Nazerian P, Mueller C, Soeiro AM, et al. Diagnostic accuracy of the aortic dissection detection risk score plus D-dimer for acute aortic syndromes：the ADvISED pro-spective multicenter study. Circulation. 2018；137：250-8.

14. Bachmann LM, Kolb E, Koller MT, et al. Accuracy of Ottawa ankle rules to exclude fracture of the ankle and mid-foot：systematic review. BMJ. 2003；326：417.

15. Shroyer SR, Davis WT, April MD, et al. A clinical prediction tool for MRI in emergency department patients with spinal infarction. West J Emerg Med. 2021；22：1156-66.

16. Stiell IG, Wells GA, Vandemheen K, et al. The Canadian CT Head Rule for patients with minor head injury. Lancet. 2001；357：1391-6.

17. Kitamura K．チェックリストの作り方と運用のコツ【テンプレート付き】｜作業ミスや抜け漏れをゼロに．Kaizen Penguin ビジネスプロセスマネジメント．2020/8/25．https://kaizen-penguin.com/how-to-create-and-use-checklist-3556/# ダブルチェックすることでチェック忘れを防ぐ（Accessed 2024/6/16）

# 5 診断

病歴・身体所見・検査所見から総合的に，できる限り診断することを目指そう．
「緊急性」の除外ではなく，「緊急性のある個々の疾患」を否定しよう．

いきなりで恐縮だが，Mark L. Graber らによると「診断エラー」とは，

① 診断の間違い
② 診断の見逃し
③ 診断の遅れ

のいずれかに当てはまるものと定義されている[1]．

そして，帰宅時の診断と，Bounce-back Admission（BBA）時の診断が異なる症例を「診断エラーによる BBA」と解釈する時，BBA の約 45％は診断エラーによって生じている[2]．

診断は適切な治療を行なうための最も重要なプロセスである．だが，これまで繰り返してきたように，救急外来には様々な診療上の制限があり，正確な診断をあきらめて（放棄して？）しまっている医師もいる．

一般的に，多忙・疲労で精神的に余裕がない場合ほど，医師たちはありふれたパターンに当てはめて診断を下そうとし（直観的思考＝System 1），パターンからの逸脱を無視しようとしてしまう．加えて，夜間救急診療する医師の多くは若く経験の浅い医師であり，知っている「パターン」も少ない．パターンから「逸脱」した時，他の疾患を冷静かつ丁寧に検討できればよいが（分析的思考＝System 2），この肉体的・精神的余裕のなさは決してプラスには働かない．このように救急診療における診断エラーのリスクは他の外来診療と比べても高く，4〜5％にも及ぶといわれている[3]．

筆者のように長く救急外来で仕事をしている者でさえ，「診断がつかない」・「つけられない」ことは決して少なくない．だが，数々の失敗・成功体験からは，診断を「つけよう」とする姿勢がきわめて重要であり，その姿勢が丁寧に情報収集しようとする努力をもたらし，診断エラーそのものだけでなく，コミュニケーション上のトラブルを減らしてくれるのではないかと感じている．

また，仮に診断がつかない場合でも，「診断がつかない根拠」となる患者の所見の要約や，医師の思考過程を記録しておくことは，単なる訴訟対策だけでなく，その後の患者の診療に関わる医師に検討材料を与えるうえでも非常に大事なことであると考える．

本項では，診断のプロセスに関連する BBA について考えてみたい．

## Bounce-back Admission を減らすための
## 救急外来での診断の原則 10 か条

1. 主訴＝受診の理由となった最も緊急性のある症状・心配ごとであることが多い．主訴に対して診断をつけることを忘れないようにする

2. 鑑別にあげていない疾患は否定も肯定もできない．「緊急性」という診断はない

3. 診断に行き詰まったら，こだわりを捨て，あやふやな情報（面倒だと思って省略した情報があるはず）が何かを意識して，情報を追加する

4. 三人寄れば文珠の知恵．一人で考えず，チームで知恵を出し合う．特に，積極的にプロの意見を借りておく

5. カルテ記載において Assessment と Plan は分ける．診断がつく・つかないにかかわらず，診断の結論が明確になっているかを意識する

6. 診断は問診，身体所見，検体検査，画像検査から「総合的」に行なう

7. 診断の材料となる問診事項は病歴単位（どのような既往・基礎疾患のある患者がどのような「発症経過」で受診したのか）で整理する．症状経過を説明する病態，その証拠を徹底して探しに行く

8. 検査所見は文字で要約し，チェックリストを併用するなど，確認漏れのないようにする．客観的所見は過去との比較が近道になる

9. 診断がつかない時は無理につけない．その時の帰宅判断は患者の利益ベースで考える

10. 謙虚に診断過程を振り返り，診断できなかった経験をその後の症例の診断に活かす

## 目指すのは「緊急性の除外」ではない．診断をつけることを目指そう 1〜4

　救急診療において，「緊急性の高い疾患」を否定することは重要である．しかし，<u>「緊急性」の否定は一般的に考えているほど容易ではなく，簡単に覆ってしまう危険がある</u>．きちんと診断できていない，否定に有用・必要な所見が正しく理解できていないことで「緊急性」が見落とされてしまっているのである．そもそも，「緊急性」という表現には具体性がない．見落としが発覚した時点で，どんな疾患をどう除外したのか担当医に聞くと，見落とされた疾患がその中に入っていなかった，ということもある．当然ではあるが，<u>鑑別にない疾患は否定も肯定もできない</u>．

　このように，診断を落とさないようにするには，より多くの疾患を鑑別にあげるに越したことはない．しかし，いくら機械的にたくさんの鑑別をあげても，現実味のない疾患ばかりが増えてしまっては，診断にはつながらない．病態生理に基づき，<u>患者の受診理由を軸とした症状経過と，身体所見に合致する可能性のある疾患</u>をできるだけあげる必要がある．特に，「緊急性の高い疾患」については，単なる症状から想起するのではなく，目の前の患者に対して，症状経過から否定しなければいけない疾患を真剣に想起し，妥当性のある根拠によって否定することが重要だ．

　鑑別を絞っていく過程で，診断に必要な所見が欠けている時には，「所見がない」のと，「所見があるのかないのかわからない」のでは意味合いが大きく異なることを意識する．そして，たった1つの有用な情報が診断を大きく左右することも少なくないため，所見の価値に敏感になり，わかっていない情報は手間を惜しまず本人，目撃者，家族，介護者，主治医，救急隊員などに可能な限り確認して，「わからない」を潰していく．複数の人の眼や知識を借り（＝時には勇気を持って紹介を！），知恵を出し合って，あるいは安全な環境（救急外来でそのまま，あるいは入院）での経過観察の時間を設けて，「診断すること」を目指そう．この努力そのものが，信頼関係の構築を生み，トラブルの軽減や，命を救える BBA にもつながっていく．

　もし，どうしても診断がつかず，「緊急性」を否定するにとどめたいなら，その症状から<u>「緊急性がある疾患」として想起されるもののうち，どの疾患はどのような根拠で否定できるのか，（加えて，どの疾患は現時点で否定できないのか）</u>を具体的かつ丁寧に記録に残しておく．なお，これまで述べてきたように，どれほど感度が高い・陰性尤度比が低い所見でも1つの（検査）所見で特定の疾患を否定できることはないので，<u>総合的に判断すること</u>を忘れないでほしい．

まず，わかりにくい主訴ではあるが，正しく「緊急性」を考慮できた 1 例を示したい．

### 症例 16: 奇妙な訴えだが経過・随伴症状と身体所見から速やかに診断できた腹部症状

特に基礎疾患のない 40 歳代男性．飲酒を伴う会食を終えて帰宅後，午前 1 時ごろより突然腹部がヒクヒクした．痛みはないが，自分の意思とは無関係にヒクヒクする感じが続くため救急要請し来院した．来院時，軽度の頻脈を呈している以外にはバイタルサインに異常なし．排便を伴わない便意があり，身体所見上，腹部は硬く，圧痛はないが反跳痛は確認できなかった．血液検査では明らかな異常はないものの，胸部 X 線写真・腹部骨盤 CT で上腹部を中心に free air を認め，上部消化管穿孔と診断した．

かなり特殊な症例ではあるが，担当医は「突然発症」というキーワードから，**捻転・穿孔/破裂・閉塞（ねじれた・破れた・つまった）**を想起し，「自分の意思とは無関係な腹部筋収縮」と「Douglas 窩の刺激症状」，「腹部板状硬」から**腹膜炎**の病態を考えた．Free air に加えて腹水も拡がっていたことから本症例は緊急手術となり，十二指腸潰瘍の穿孔と診断された．

続いて，主訴はごくありふれたものであるが，正しく「緊急性」を考慮できなかった 1 例を示したい．

### 症例 17:「緊急性」を否定しようとして，手術適応の疾患を診断し損ねた腹痛の BBA

虫垂炎による汎発性腹膜炎で手術歴のある 90 歳代男性．来院当日の昼ごろから上腹部の波のある鈍痛が続き，改善しないため，夕方独歩で来院した．下痢・嘔吐はなく，最終排便は当日の朝に普通便がみられていた．

来院時，HR 56 bpm と軽度徐脈である以外にバイタルサインの異常なし．腹部は平坦・軟で，右上腹部に軽度の圧痛があるが，Murphy 徴候はなかった．また，心電図上，ST-T 変化はなく，血液検査では WBC 9,500/$\mu$L と若干の上昇がある以外には明らかな異常なく，心筋逸脱酵素の上昇や CRP の上昇もなかった．担当医は，

## 5 ▶ 診　断

腹部骨盤単純CTを撮影し「大腸の壁が部分的に肥厚し腹水がみられる」と読影し，「大腸癌の可能性はあるが，緊急性は乏しい」と考えた．

症例を振り返るために，4つの質問を用意したので一緒に考えていきたい．

① この症例の主訴である腹痛の原因・主な鑑別診断は？
② それを診断するために足りない情報は？
③「緊急性に乏しい」の根拠は正しいか？
④ 否定できた疾患とできない疾患は何か？

この症例は，「下痢のない周期的な（波のある）上腹部痛」の症例である．

ここから，①主な鑑別として虫垂炎，イレウス/小腸閉塞，上腸間膜動脈閉塞などがあがる．虫垂は切除されているので，虫垂炎はほぼ除外できる．

また，これらの疾患を鑑別していくためには，②痛みの発症（onset）がはっきりしないので確認が必要である．さらに，上腸間膜動脈の血流を評価するには造影CTが必要だが，単純CTしか撮像されていない．また，画像上，小腸の評価がされていない．仮に担当医の指摘するとおり大腸癌で局所の炎症を生じていることが痛みの原因であるならば，通常，神経支配の関係で内臓痛は上腹部痛になりえない．部分的に肥厚している腸管が本当に大腸なのか，腹水の原因は大腸癌でよいのかを確認する必要がある．腹水が出るほどの小腸閉塞であるならば，血液ガスの所見を参考にしたい．

「緊急性」については，判断するための所見が十分でなく，③「緊急性に乏しい」の根拠は十分伝わらない．少なくとも，④担当医の視点で否定できているのは虫垂炎，心筋梗塞，胆嚢炎だけのようだ．小腸閉塞についてはCT画像を見直して否定できるかどうか検証が必要であり，上腸間膜動脈血栓は記載されている所見だけでは否定できない．

本症例は，翌日のCT読影で絞扼性腸閉塞であることが判明し，BBAとなった．

このように，目の前の症例について除外が必要な「緊急性の高い疾患」を真剣に考えずに「緊急性」を除外しようとすることは，「緊急性」そのものを見落としかねない．個々の症例で考慮すべき緊急性の高い疾患は，通常1つではなく複数あることが多いので，ある1つの疾患を見落とすこと以上に，「緊急性の高い疾患」を見落とす

ほうがはるかに起こりやすいことなのだ．4章でも記したように，その疾患を診断するために必要な検査が実施されていなければ，結局診断は下せないということを肝に銘じておかなければならない．

## 「カルテを書くこと」を活用しよう．診断根拠をきちんとまとめることが見落としを減らす 5〜7

　ここまで，症例16・17の2つの診断過程をまとめた文章を見ていただいたが，診断に至る過程を整理するうえで，カルテを記載することはとても重要である．誰にでも納得のいく思考過程か．診断根拠は正しいか．違和感をごまかしていないか．その振り返りの手段として，カルテを利用したい．他の患者を診るために，処置をするために，休息をとるために，1分1秒でも節約したいかもしれない．優先順位は低くとも，リアルタイムより少し遅れても，記録を残すようにしよう．

　そのための大事なこととしてまず，Assessment（A）とPlan（P）を必ず分けて記載することを提案したい．というのも「A/P」の形式で記載されているカルテをよく目にするが，読んでみると，観察されている所見の評価（A）だけしか書かれていない，観察されている所見の評価・解釈・診断（Aの結論）がなく，今後の方針（P）で締めくくられているというような，あやふやな記録がたくさんあるのである．「きっとこう考えたんだろうな」と（好意的な）推測はできるが，第三者から「きっとこうは考えなかったんだろうな」という否定的な推測をされてしまってもよいと思えるだろうか？

　かくいう筆者も，研修医のころはこのような「A/Pカルテ」を書いていた．それは自分で診断や評価を組み立てたり，治療方針を決める力がなかったりしたからこその行動（苦肉の策？）であった．ところがある時，同期の研修医が書いた素晴らしいカルテを目にする機会があった．彼は，決して目立つタイプではなく，口下手で手技も得意ではないと評されていたが，美しい文字で誰にでも理解できるAssessmentが論述されたそのカルテは，「素晴らしい」などと月並みな言葉では表現できないほど，私に衝撃を与えたのである．

　では，経験が未熟な研修医にどのように診断過程・診断根拠を整理してもらうのが一番よいだろうか．診断に慣れていない時期には，特定の疾患にこだわって鑑別しようとしたり，目の前の患者にとって現実的でない疾患ばかりを鑑別しようとしたりして（例えば，胸痛の症例で5 killer chest painだけを鑑別しようとする），結局適切な診断に至っていないのは残念なことである．

5 ▶ 診　断

　試行錯誤の結果，（現時点で）筆者は**患者の基礎疾患，今回の症状経過（要点）に続いて，異常のあった所見や注目した身体所見，検体検査（陰性所見も含めて），画像検査をピックアップして「総合的」にまとめる**のが最もよいのではないかと考えている **図1**．そうすることで，担当した本人だけでなく，評価する側・引き継ぐ側の診断・病態の気づきにつながる．なお，この時，**多くの症例で身体所見が根拠から落ちやすい**．しかしながら（繰り返しで恐縮だが），発症初期の場合は「病歴＋身体所見」こそが大事な診断根拠となるため，意識的に繰り返し身体所見の重要性を伝えていくようにしている．

| | | （例1） | （例2） |
|---|---|---|---|
| 基礎疾患 | ・治療中の疾患<br>・今回の傷病に関連する既往歴など | 糖尿病・高血圧で通院治療中の65歳男性． | 虫垂炎で開腹手術歴のある70歳女性．これまでにも何度か癒着性イレウスで入院治療歴がある． |
| 発症経過 | ・いつからのどのような症状で来院したのか<br>・OPQRSTの要約 | 来院2時間前からの胸部絞扼感を主訴に来院した． | 昨日から便秘傾向であったが，本日朝から周期的な臍周囲痛と頻回の嘔吐があり来院した． |
| 身体所見 | ・来院時バイタルサイン<br>・陽性所見と陰性所見のまとめ | 来院時，血圧180mmHgと高く，冷汗著明．その他身体所見には明らかな異常を指摘できなかった． | 来院時発熱なし．腹部はやや膨隆し，全体的に圧痛は見られるが腹膜刺激徴候は陰性であった． |
| 検体検査 | ・陽性所見と陰性所見のまとめ<br>・鑑別診断に合致しない所見と合致する所見 | 血液検査で軽度のCK・CK-MB・TROP-Ⅰの上昇が見られた． | 血液検査ではBUN/Cr比の開大と軽度の低Na血症を認めたが，炎症反応の上昇はなかった． |
| 画像検査 | ・診断を支持する所見があったかどうか<br>・他の疾患を示唆する所見があるか | 心電図で明らかなST上昇はなかったが， | 腹部骨盤造影CTで骨盤内小腸の部分的な狭窄と，同部より口側腸管の拡張と液体貯留を認め， |
| 診断 | ・現時点での結論<br>・現時点で否定した「緊急性の高い疾患」 | 急性心筋梗塞と診断した． | 癒着性イレウスと診断した．なお，CTでclosed loopの形成や腹水を認めず，消化管の造影効果も保たれており，絞扼性腸閉塞は否定的であると考えた． |

**図1**　「総合的」手法による診断根拠のまとめ方

　ちなみに筆者は，診断根拠のまとめを多少要約しながら専門科へのコンサルテーション，入院カルテ（サマリー）の現病歴に転用している．書かれた根拠の活用法を意識すると，まとめることの価値が見えてくる．

　ここで，ある症例を通じて診断根拠をまとめることの価値と，A/Pの問題点を考えてみたい．

## 症例 18: A/P カルテの A の補完から原因の診断につながった，「ふらつき」の BBA

80 歳代男性．1 週間前にもふらつきがあり，かかりつけ医に相談した．ある日の朝 9 時ごろ，飲水しようとした際にふらつきを自覚し，救急要請し来院した．

救急隊到着時，意識レベル 2/JCS，呼吸数 18/分，脈拍 72 bpm，血圧 118/60 mmHg，SpO$_2$ 100%，体温 35.9℃．来院時，意識清明，呼吸数 18/分，脈拍 79 bpm，血圧 194/102 mmHg，SpO$_2$ 100%，体温 36.1℃．身体所見および心電図所見に異常はなかったが，血液検査で BUN 40.8 mg/dL，Cr 1.39 mg/dL，K 5.6 mEq/L と異常がみられた．

カルテには「A/P」として以下の記載があった．

---

#1. ふらつき: 来院時消失

#2. 腎機能障害・高 K 血症: 当院での採血歴はないため比較できない．心電図異常はないため，かかりつけでのフォローを指示し帰宅．

---

患者は上記の指示に基づいて帰宅し，その 3 日後，一過性意識消失を主訴に再度来院した．別の医師が診察し病歴を再確認したところ，以下のとおりであった．

---

3 週間前に妹が会った時は普段と変わりなかった．2 週間ほど前から何度か意識を失うことがあり，気がつくと車で高速道路を移動中に予定と異なる出口でおりてしまっているようなこともあった．3 日前に当院を受診し「腎機能が悪い」と言われたが，その後も同様の症状が何度かあり，本日朝 8 時ごろトイレに行こうとしたところ，再度「意識を失った」ので救急要請し来院した．なお，「意識消失」の結果，けがをしたことはないということであった．

---

また，初回の受診に関わった看護師の話では，この患者は診察終了後に尿意の訴えがありトイレまで案内したが，戻る場所がわからなくなり，かつ尿失禁した状態で院内を歩いているところを発見されていた．

5 ▶ 診 断

　再来院時，意識レベル 1/JCS，血圧 212/109 mmHg，脈拍 91 bpm，呼吸数 16/分，SpO$_2$ 99%，体温 37.5℃．一般身体所見には明らかな異常なかったが，神経学的所見で左下肢 Mingazzini 徴候がわずかに陽性で，左上肢に反復拮抗運動不全があった．血液検査では BUN 30.9 mg/dL，Cr 1.23 mg/dL と K 5.9 mEq/L と依然高値で，HbA1c 12.2%と高値．頭部 CT で右頭頂後頭葉の脳溝が不明瞭であり，頭部 MRI 上，同領域の DWI が高信号，ADC が低信号を示していた．

改めて，担当医は Assessment を次のように整理した．

#1．非痙攣性てんかん発作の疑い
#2．高 K 血症
　糖尿病コントロール不良の 80 歳男性．転倒を伴わない「一過性意識消失」を繰り返しており，救急車で来院した．来院時，疎通は保たれ，3 日前に医師から受けた説明もきちんと答えることができていたが，同日診察後に道に迷い尿失禁していたという情報があった．独居であまり会話する相手がおらず，周囲に異常を指摘されることはないが，車の運転中に記憶が欠落するなどの症状は「一過性意識障害」であり，てんかん部分発作にも矛盾しない症状と考えられた．身体所見上，左半身の軽い麻痺を示唆する所見があり，頭部画像上も，失行・失認といった症状が出る可能性のある部分に病変を認めており，非痙攣性てんかん発作の可能性を疑う．
　高 K 血症については，高 K の原因となりうる薬剤の服用がなく，腎機能障害と血糖コントロール不良が関連している可能性を考える．

Plan は次のようにまとめた．

#1．脳神経専門の医師に脳波の評価を依頼
#2．GI 療法を開始

もちろん，初回受診の際の病歴聴取や身体診察の不足という側面はあるが，**主訴に対する Assessment** をまとめる過程で，情報の不足や矛盾の気づきがあれば，より早い正診につながっていたのではないだろうか．

　なお，本症例は，後日脳神経専門の医師からフィードバックがあり，「診察上，半側空間無視があり，右頭頂後頭葉の画像異常に一致した所見があった．しかし，脳波では明らかなてんかん波がなく，てんかんというよりは脳炎・脳症の類ではないかと思われる」ということであった．

##  診断は検査でするのではないが，検査結果の見落としは言い訳ができない 8

　4章において，検査義務違反（医師が検査をしないで疾病を見落とすこと）・診断義務違反（検査をしたのに結果を見落とすこと）について触れた．検査は，検査前確率に基づいてオーダされるはずなので，そもそも問診や身体所見で可能性がきわめて低いと判断される疾患まで「検査で」否定しなければいけないわけではない．しかし，**検査前確率がそれほど高くない（と判断した）にもかかわらず検査を実施し，幸か不幸か，治療の緊急度が高い疾患に特異的な所見がみられた**ならどうだろうか？それは，**確実に拾ってこなければならない**だろう．

　だが，検査前確率がそれほど高くない時ほど，緊張感を持って検査結果を見ようという気持ちが生まれないので，見落としが多くなるのも事実である．ちなみに，医療安全調査機構のウェブサイトによると，救急医療における画像診断について，「既存の疾患や主訴のみに注目してしまう」，「症状が典型的でない」，「症状が軽度である」，「症状が一時的に軽快する」といった場合には，killer disease を鑑別することを失念しやすいとされている[4]．4章でも触れたが，特に絞扼性腸閉塞，大動脈やその分枝の解離，血栓塞栓症などは，いわゆる「緊急性の高い疾患」であるにもかかわらず，発症初期は疑って真剣に探しに行かないと（＝確実にできる検査をオーダしないと）見落としやすい．客観的に見るとこうした疾患に合致する病歴・身体所見がきちんと拾えているのに，適切な検査の実施や検査結果の評価につなげられず，「緊急性は乏しいと考えた」と結論づけられてしまっているのはとても残念なことである．

　検査結果を確認する際に急いで対応しなければならない異常を見落とさないためには，結果をくまなく見ること以上に**「一連の症状や所見から，本当に鑑別しなければいけない疾患が想起できるかどうか」，**そしてその想起に基づいて「意識的に結果を

見ること」が重要である．

　これは画像診断だけではなく，検体検査の確認にも当てはまる．電子カルテ上では，検査値の引用・貼り付けが容易にできるが，作業に流されず意識的に結果を見ていく必要がある．

　筆者の施設では，結果の貼り付けに加えて，結果の要点を陽性所見・陰性所見ともに文字で記録しておくようスタッフに依頼している．これらの結果を，実施の目的（診断・鑑別診断）に基づいて診断根拠を記述する際に引用するようにすると，解釈の漏れが減らせるように思う．

　軽微な異常であるほど，軽く捉えたくなる心理はあるが，可能な限り過去のデータと比較し，新たな異常であるならばなんらかの対応を検討するようにしたい．

　自分の力（読影力・診断力・集中力もろもろ）の限界で診断ができない場合は，一緒に当直している他の医師がいれば，その眼を借りればよい．そして，患者のバイタルサインや症状，各種検査所見から重篤な疾患が想定されるものの，他に頼る医師がおらず結論が出せない，設備の限界でより確定的な検査ができない場合は，躊躇せず専門の医師のいる病院に患者を紹介する．

　考える診断が間違っていたとしてもよい．いずれの場合も患者の利益ベースで考え，他者の力を借りるハードルは下げておこう．

##  診断がつかない時は無理につけない．勇気を持って後医に託そう 9

　これまで述べてきたように，診断は，できる限りつけようと努力したほうがよい．しかし，限界もある．それは医師個人のコミュニケーションスキルや知識・経験だけでなく，混雑やいわゆる difficult patient（≒モンスターペイシェント）が来院しているといった現場の状況，患者の状態（病態の完成度），病院の設備など，複数の要因が関与する．そのため，誰かの助け舟や，一瞬のひらめきなどで解決する場合もある一方で，どうにもならない場合もある．また，これほど極端な状況でなくても，引き継ぎ間近に担当した症例では，後継の医師に気を遣って無理に決着をつけようと焦ってしまい，（それほど難しい症例でもないのに）過小診断をしてしまった経験はないだろうか？

　このような場合，強引に診断を下そうとするのではなく，むしろいくつかの可能性のある疾患を想起したうえで，積極的に「経過観察」を選択したり，あえて後継の医師に「再評価」を依頼したりしたほうがよい．何よりも，患者を診る眼が倍に

なるのである．申し送りの内容によっては先入観が強くなるという状況ももちろん否めないが，**勇気を持って後継の医師に診断を託そう**．短時間でも時間をおけば患者の所見ははっきりしてくるし，後継の医師のほうが気力・体力が充実しているため，落ち着いて思考できる．そして，混沌としている診療の場をコントロールする力もある．

　次の診察のタイミングは，患者の発症してからの時間と初回の診察時の状態で考えればよい **図2** ．変化が比較的急速なら，そのまま患者を救急外来に滞在させて一定の時間の後に再度身体診察を行ない，検査を追加する．少し時間がかかりそうなら，病院へのアクセスや患者の理解力，療養環境を考慮したうえで経過観察入院をさせるか，帰宅させて翌日の外来に再受診させる．患者の状態が比較的落ち着いているなら，治療は開始せずに対症療法を行ないながら見ていけばよいだろう．

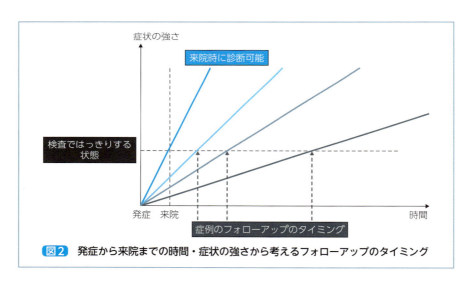

**図2** 発症から来院までの時間・症状の強さから考えるフォローアップのタイミング

　そしてこのような時は，診断根拠をまとめる要領で**診断がつかなかった理由もカルテにまとめておきたい．**まとめる過程で，ある疾患の可能性に気づくこともあるし，無理に誤った診断へ誘導しようとしていることにも気づくかもしれない．しかし，根拠を記載せずに仮の診断が記載されていると，引き継ぎを受けた医師がその疾患だと思い込んでしまうリスクも生まれる（特に，引き継ぎ元の医師の経験年数が高いなど，信頼度が高いときに起こりうる）．もちろん，何を疑っているか示しておくことは大事だが，矛盾する所見が多い場合には素直に「診断できない」ことを認めるほうがよい．

**5 ▶ 診　断**

　ここで 2 つの症例を示す．まずは研修医が初期の虫垂炎を疑った症例である．

---

### 症例 19: 研修医は虫垂炎を疑っていたが，A の内容から診断が修正された右下腹部痛

【研修医のまとめた診断根拠】

　特に治療中の疾患のない 50 歳代男性．本日午前 3 時ごろから右下腹部痛を自覚し，数回嘔吐したため来院した．来院時，バイタルサインに明らかな異常なし．身体所見上，右 CVA 叩打痛が陽性で，McBurney 点に圧痛はなかった．血液検査上，軽度の白血球上昇があり，CT を撮影したが虫垂炎の腫大は指摘できなかった．現時点では，虫垂炎の初期の可能性が考えられたが，診断は確定できなかった．

---

　「早朝」，「始まった時から右下腹部痛」というキーワードから，引き継ぎを受けた医師が改めてカルテの詳細を確認すると，発症直前に排尿していたことや，尿管結石の既往があることが記載されていた．改めて CT を確認すると確かに虫垂の腫大はなかったが，右尿管結石が認められた．

　そこで，以下のように診断根拠を構築し直して，担当していた研修医に共有した．

---

### 症例 19: 研修医は虫垂炎を疑っていたが A の内容から診断が修正された右下腹部痛

【後継の医師がまとめた診断根拠】

　尿管結石の既往のある 50 歳代男性．本日午前 3 時ごろ，排尿後から右下腹部痛を自覚し，数回嘔吐したため来院した．来院時，バイタルサインに明らかな異常なし．身体所見上，右 CVA 叩打痛が陽性で，McBurney 点に圧痛はなかった．尿検査では潜血反応を認め，CT 上，右下部尿管内に 4 mm 大の結石を認めることから尿管結石と診断した．

---

　読んだ研修医は，急性虫垂炎しか頭になかったことを素直に認め，確かに尿管結石が強く疑われる病歴であることに気づいて納得していた．

　この例の場合は，診断するためにピックアップした要素がよくなかったが，ピックアップされた要素と診断とが合致していないという気づきにつながったために，診断の修正につなげることができた．

続いての症例は，気管支拡張薬吸入後の呼吸苦で，鑑別疾患が想起できず，検査が不足し診断がついていなかった症例である．

> **症例 20: 未診断だが特徴を捉えて引き継いだことが診断につながった息苦しさ**
> 【最初に担当した医師がまとめた診断根拠】
> 　気管支喘息で通院治療中の 30 歳代男性．1 週間前から早朝の喘鳴・呼吸困難があり，昨日近医でサルブタモール吸入薬を処方されたが，本日の朝吸入した後から喉のあたりが苦しくなり来院した．来院時，頻脈・頻呼吸・SpO$_2$ 低下なし．胸部聴診上，喘鳴はなく，呼吸音は良好で，胸部 X 線写真でも明らかな異常は指摘できなかった．以上の所見から現時点では，吸入薬による咽頭違和感を疑う．

　引き継ぎの際には，「吸入して苦しくなることなんてないはず」，「心因性なのではないか？」とされつつも，再評価が依頼された．後継の医師の一人が「のどの苦しさが続いているなら，吸入により一過性に気道内圧が上がり縦隔気腫をきたした可能性はありうる」という意見を出し追加検査を提案したところ，患者も追加検査を希望し，CT を撮影．胸部 X 線写真ではわからないごく少量の縦隔気腫が検出され，縦隔気腫の確定診断に至った．

　このように，たとえ診断がつかない，つけられないとしても，その症例の「特徴」を捉えてまとめておくことは，経験のある人への相談，文献検索（手近なところなら Google 検索）にも役立つといえるだろう．

## 「後医は名医」だが，初期診断のきっかけとなる所見を謙虚に振り返り，類似した症例の診断に活かそう ⑩

　前述のとおり，診断の限界の 1 つの要因に，「病態の未完成」がある．この場合，時間をおいて診察したり，再検査したりすれば診断は容易で，まさに「後医は名医」という言葉どおりの結果になる．
　筆者自身も，1 回の FAST で問題ないと判断して外傷性腎損傷を見落としそうになったり，頭蓋内のわずかな高吸収域が心配で頭部 CT を再検したところ思いがけず出血が拡がっていて驚いたりしたことがある．これらの経験は，体幹外傷があるなら FAST は 2 回行ない，尿検査や血液検査，体幹 CT を実施する，またわずかな

異常でも重大な所見は時間を空けて再検するという教訓をもたらした.

「わからなくても仕方がなかった」という他者からの評価は，くやしさから救ってくれる．しかし，自分自身では「**どのような所見を拾いに行けばよかったのか**」，「**どのような所見に気づきにくいのか**」，見落としをした時の心理状態も含めて振り返り，学びにすると，次の成長につながる．（なお，エラーを科学的に振り返るのであれば，『診断エラー学のすすめ』[5)]を参考にしたい．）

ちなみに，診断エラーによる 7d-BBA 症例の分析の結果から，初期診断が最も難しいと考えられる疾患は胆道系の急性疾患であり，胆嚢炎や総胆管結石の超初期は積極的に疑わないと診断が難しい．疑って調べても血液検査や超音波検査でそれらしい所見がみられない場合には，もはや診断の限界と言わざるを得ないが，「痛みのしつこい急性胃炎」と診断されていた症例が後に胆嚢炎だったというケースは大変に多い．

この他，先に紹介した医療安全調査機構のページ[4)]では，①大脳鎌に沿う薄い急性硬膜下血腫，②頸椎の椎体前方の軟部組織陰影拡大（頸椎頸髄損傷），③大動脈瘤周囲の後腹膜血腫（大動脈瘤破裂），④大動脈解離を疑わせる縦隔拡大や血管壁に沿った高吸収域，⑤消化管穿孔による少量の腹腔内遊離ガス像などの所見が画像診断のピットフォールとして紹介されている．こうした見落としやすい所見も日頃から意識しておきたい．

ここで，初期診断に成功した症例を振り返る.

## 症例 21: Red flag sign と軽微な検査異常に着目し，適切な診断ができた腰痛

高血圧で他院通院中の 70 歳代男性．ある日の夕方，坐位で仕事中に腰痛を自覚した．痛みは体動で悪化し，自宅にあった市販のコルセットを装着し対応していたが同日夜から腰痛が増強し，痛みで夜も眠れず，翌朝救急要請して来院した．

来院時，発熱ほかバイタルサインの異常はなかった．また，腰椎 L2 付近に体動で増強する持続痛（＝安静でも消失しない）を訴えていたが，身体所見上，腰部を含む背部の圧痛・叩打痛はなく，腹部の圧痛・腸腰筋徴候も認めず，下肢 MMT の低下や SLR テストでの疼痛増強，感覚障害・膀胱直腸障害もなかった．血液検査では WBC 10,400/$\mu$L，CRP 4.62 mg/dL とわずかに上昇し，D-dimer は 0.95 $\mu$g/mL とほぼ正常であった．

腰椎X線写真では変形性腰椎症があり，L3-4に骨棘形成がみられるものの椎体の圧潰や椎間の狭小，アライメント不整は指摘できなかった．

　腰痛に先行する明らかな外傷機転のないこと，安静時にも持続する疼痛のあることは，「腰痛のred flag sign」に該当し，炎症反応の上昇から化膿性椎体炎が疑われた．

　次のステップとして，担当医は血液培養を採取し，他疾患による炎症反応上昇を除外するために胸腹骨盤造影CTを撮影した．胸腹骨盤造影CTでは，明らかな器質的異常がないように思われた．しかし，念のため放射線科の医師に読影を依頼し，化膿性椎体炎を疑っていることを伝えると，「腰椎L1-2の前方の軟部組織濃度がわずかに上昇し，周囲の小さなリンパ節が腫大しているので化膿性椎体炎に合致していると思います」と回答があった．

　同日のうちに腰椎の造影MRIを撮影したところ，化膿性椎体炎を支持する所見は得られなかったが，患者はその夜から発熱し，翌朝には血液培養が2セットともに陽性となった．このことから，臨床的にも化膿性椎体炎の診断が確定的となった．

　この症例の幸運だった点は，日中の比較的診療が落ち着いた時間帯，かつ放射線科の医師に相談が可能な時間に患者が来院したことである．身体所見は全く合致していなかったが，腰痛のred flag sign[6]を無視することなく，血液培養を採取し，胸腹骨盤造影CT撮影後に放射線科医に相談できた．「他疾患の可能性はないのですか？」という整形外科の医師の発言には反論できたが，画像所見は軽微であったので，放射線科医の助言がなければ診断できなかっただろう．

　画像読影力は診断力に直結するので，日々磨く必要がある．しかし，画像所見が軽微であれば，読影のプロである放射線科医でさえ，注目すべき所見を落としかねない．画像を見る前に自分自身が「何を探しに行くのか」を意識することはもちろん，**読影依頼には「何を見てほしいのか」を明記しておく**ことを心がけよう．

　なお，画像の異常も検体検査の異常も，軽微であったり落ち着いて見る時間がなかったりすると見落としがちではあるが，何か気になる所見があれば，その患者の**「過去の所見と比較すること」**が間違いなく診断の役に立つ．

　早期診断は難しい．だが，残念ながら未診断に至った場合も，成功した場合も症例を振り返り，積極的に施設内で共有して次の症例の診断に活かせるようにしたい．この時，「診断根拠」をまとめる要領で，単一の検査所見だけでなく発症経過や身体所見もセットにして記憶（記録）し教訓を積み重ねていくとよいように思われる．

**5 ▶ 診　断**

　<u>非典型的な初期の症例を専門医よりもたくさん見ている</u>という事実は，救急外来診療に携わる医師の価値を高めてくれるに違いない．

◆**参考文献**

1. 綿貫　聡．How Doctors Think：臨床医の診断思考過程のピットフォールを探る　診断プロセス総論：ピットフォールの背景因子．日本内科学会雑誌．2019；108：1837-41．
2. Tarumi Y, Harada T, Saito T, et al. Usefulness of bounce-back admission in monitoring the quality of practice in the emergency department. Ther Clin Risk Manag. 2019；6：647-58.
3. 國友耕太郎, 坂本　壮．診断エラー学のすすめ～Diagnostic Excellence を目指して～．救急外来に潜む診断エラーをご存じですか．2022/5/16．https://medical.nikkeibp.co.jp/inc/mem/pub/series/dxbias/202205/574976.html（Accessed 2023/5/15）
4. 医療事故調査・支援センター，日本医療安全調査機構．医療事故の再発防止に向けた提言第 8 号　救急医療における画像診断に係る死亡事例の分析．2019/4．p.12-3．https://www.medsafe.or.jp/uploads/uploads/files/teigen-08.pdf（Accessed 2023/5/15）
5. 志水太郎, 綿貫　聡, 和足孝之, 監修．診断エラー学のすすめ．東京：日経 BP；2021．
6. Traeger A, Buchbinder R, Harris I, et al. Diagnosis and management of low-back pain in primary care. CMAJ. 2017；189：E1386-95.

# 帰宅判断と帰宅説明

安全な帰宅は,「正確な診断と重症度評価」が前提.帰宅の際には「患者ファースト」を原則に,医師だけでなくコメディカル・患者(家族)が不安を感じていないことを確認し,状態が悪化しても適切なタイミングで戻ってきてもらえるよう,患者本人と家族に具体的な指示をしよう.

「この患者を帰宅させても大丈夫か?」 初めて自分の判断で患者を帰宅させた時,多くの医師はそれなりの不安と緊張を感じながら方針を決定したのではないだろうか?

しかし,卒後4年ほどが経過すると,みな,人が変わったように自信を持って帰宅判断をするようになる.とはいえ,(筆者が数々の失敗を経験しているからだろうか,)帰宅時の説明の場面を観察していると,暗に「二度と救急外来に戻ってくるな」と言っているように聞こえてしまい,「危ないな」,「怖いな」と感じてしまうことがある.

かくいう筆者も卒業して2～5年ほどは「この場所(救急外来)は明日の朝まで生きていられるかどうかを判断する場所だから」,「命にかかわる病気ではないから」などと,恐ろしい言葉を使って患者の話を遮ったり,無理やり帰宅させていたりした時期があった.我ながら怖いもの知らずだったな,と冷や汗をかく.

しかし,帰宅判断に強い関心を持ち,正確な判断ができるよう心がけている筆者であっても,決して7d-BBAをゼロにできているわけではない.7d-BBAは少ないに越したことはないが,診た患者を全て入院させない限り,ゼロにはできないのである(前述のとおり,超軽症と超重症の患者に限って診察するということにでもしない限り,現実的には無理である).

ある時,筆者が診療に関わった患者が7d-BBAになり落ち込んでいると,しっかり者の同僚から「いやあ先生,よかったじゃないですか.我々のところに戻ってきてくれたんですから.信頼関係ができていた証拠ですよ!」と言われて,すごく気持ちが楽になった.帰宅判断においては,患者の状態や療養環境を十分考慮し,回避可能なBBAや,患者の命を安易に危険にさらすようなBBAをできるだけ減らしたい.そして,やむを得ずBBAになる場合には,命を救うことができる状態で迎えられるようにすることを第一に考えたい.そのために最も重要なことは「正確な

6 ▶帰宅判断と帰宅説明

診断と重症度評価」，そして「適時再診のための説明」である．
　本項では，これらを軸に安全な帰宅判断について考えていきたい．

### 帰宅のための 10 か条

1. 帰宅判断の妥当性については医師だけでなく，看護師などのコメディカルにも検証してもらう
2. 加えて，患者，患者の家族など療養に関わる全ての人で考える．結論について本人・家族が納得していないなら，もう一度検討し直す
3. 帰宅＝終診にしない・患者にそう思わせない．実施した診療の不確実性について正直に伝えておく
4. 診断がついていないなら適切な医療機関・診療科と適切なタイミングでフォローアップを置く
5. 次の受診日と受診先の案内をし，できる限り紹介状・依頼状を作成する
6. 診断に基づく効果的な治療を開始する．治療開始を開始しない・できないなら，悪化を防ぐための対応，対症療法を開始する
7. チェックリストと帰宅文書を作成・活用する
8. 帰宅後の療養体制が万全でない・病院への再アクセスに時間がかかるなら入院を検討する
9. 全てのケースで診断の見落とし/未診断を想定し，「どのような状態になったら救急外来に戻ってきてほしいのか」を具体的に伝える
10. 「それでも帰る」なら，帰宅前にできるだけのことをする

## 「帰宅判断」における大切な軸 1 2

　いまさらではあるが，救急外来診療の特殊性である，「同時多数」，「人的・物的制限」，「緊急度・重症度の多様性」とうまく付き合いながら安全に診療を進めるには，「トリアージ」と「帰宅判断」の技術を磨くことが不可欠である．
　このうち，「帰宅判断」は患者を 7d-BBA にしないで済むかどうか，あるいは命を救える 7d-BBA にできるかどうかを決める重要な分岐点となっており，本書で述

べてきたあらゆる知識・技術の集大成でもある．また，この時点においては**単に患者を「入院させるべきか」・「帰宅させることができるか」を判断するだけでなく，治療方針や精査方針の決定，受診の背景となった生活上の問題（社会的問題）を解決するための方向づけなど，様々な判断・作業が求められる．**そして，これらの判断や方針を，診療に関わる医療者の中だけでなく，患者の療養に関わる全ての人（患者自身だけでなく，家族や介護者など）が理解・共有することが必要になる．

表1　**救急外来からの帰宅に必要なステップ**

Step 1. 診断
Step 2. 重症度評価
Step 3. 療養環境の確認と整備
Step 4. 帰宅という方針について患者・家族が納得している
Step 5. 緊急受診のタイミングの理解
Step 6. 適切な治療・対症療法の実施
Step 7. 翌日・週明けの受診方針の理解
Step 8. 紹介状の作成・予約票の発行

　先ほど述べたように，帰宅判断における最も大切な土台は，（病名だけでなく病態診断を含む）「正確な診断と重症度評価」である．そして，そこにたどり着くための技法についてはこれまでの章で述べてきた．しかし，残念なことにそこまでの過程がいかに緻密で，「帰宅」という判断そのものが正当なものであっても，説明の内容や方法，相手が適切でなければ，その正当性や誠意は伝わらず，努力が一瞬で失われかねない．

　帰宅判断と説明に関わる全ての責任を医師が一人で負う必要はない．「帰宅」という方針には，「診断と重症度評価」という医学的な判断だけでなく，療養に関わる様々な要素がからんでいる．そして，どうしても社会的事情が許さず，いますぐに入院することはできないと訴える患者もいる．**医師だけでなくコメディカルや患者自身，そして患者の家族や介護者など患者の療養に関わる全ての人たちからなる「チーム」において，患者の生命の安全と生活を最優先にした「患者ファースト」の検討の結果であることを願う．**

## ▶専門科の医師への相談

　帰宅判断の技術は，経験の積み重ねによって向上していく．それだけに，どのようにして経験を積み重ねるか，そしてどのように経験を自らの糧にしていくかとい

**6 ▶ 帰宅判断と帰宅説明**

うことも同じくらい重要になる．筆者は，初期臨床研修医時代にファーストタッチばかりを行なって帰宅判断や説明の技術をあまり磨かなかった．よくわからない理由と思われるかもしれないが，これが「後期研修で他の病院に出ていくのは怖い．同じ病院で研修しよう」と思うきっかけにもなった．賛否はあるだろうが，現在筆者は研修医を教育する立場として，帰宅説明の瞬間にはできるだけ立ち会ってもらえるよう心がけており，特に1年次の研修医にはたくさん患者を診るよりもそれぞれの診療過程を理解できるペースで丁寧に診ることを勧めている．

　さて，患者を帰宅させるにあたって，「専門家/先輩の意見が聞ければいいのになあ！」と思った経験はないだろうか．いわゆるマニュアル本には入院適応が記載されており，それ自体は非常に参考になるが，診断がつかない時・診断に自信がない時の対処法まではあまり触れられていない（診断がつくまでがんばれということか？）．典型的な所見が表われていない時や，入院病床が厳しい（空床が残り少ない）時の対応，専門科の医師が当直していない医療機関での対応など，マニュアル本の内容がそのまま適用できずに困った経験はないだろうか．さらに言えば，マニュアル本にしたがって判断し，休日・深夜に同じ医療機関の医師に相談したら「明日でいい」，翌日に受診させたら「なんで帰したんだ，もっと早く相談できなかったのか」などと言われ，（どっちだよ！　と叫びたくなるような……）辛い経験をしたという医師は少なくないだろう．

　筆者の勤務先では，救急センター長である上司の指示で，各診療科に公式のマニュアルの作成を依頼した．できあがったマニュアルは電子カルテ上から閲覧可能な状態にしており，3か月ごとに入れ替わる各科からの出向医たちの診療方針決定や帰宅判断に役立っている　表2．もちろん，一部の項目はほとんど使われることがなかったり，専門家からの要求水準が高く出向医がそれに応えられなかったりもするが，どのような内容でマニュアルを整備するかという点では参考になるものと思われる．

　相談のタイミングはその地域における専門医の数や，病院へのアクセスなども考慮する必要があるため，個々の医療機関や地域単位で整備・共有しておくとよいだろう．

**表2** 各診療科による対応マニュアル一覧とベースの書式

1) 項目一覧　※黒字は症候ベース，青字は疾患ベースの項目

| 呼吸器内科 | 循環器内科 | 消化器内科・外科 | | 脳神経内科 |
|---|---|---|---|---|
| 喘鳴 | 胸痛 | 便秘 | 急性虫垂炎 | 頭痛 |
| 呼吸が苦しい・低酸素血症 | 失神 | 吐血・下血 | 急性胆嚢炎 | 脱力 |
| 血痰・喀血 | 動悸 | 血便 | 大腸憩室炎 | めまい |
| 大量胸水 | | 肛門の痛み | 急性胆管炎 | 痙攣 |
| COPD 急性増悪 | | 下痢のない腹痛 | 急性膵炎 | 一過性意識消失 |
| 気管支喘息発作 | | 異物誤飲 | 胆管結石 | 発熱と関係のない震え |
| アナフィラキシー | | イレウス | 肝性脳症 | 片頭痛 |
| 肺炎・胸膜炎 | | 消化管穿孔 | | 緊張型頭痛 |
| | | | | 治療中のてんかんの発作後 |

| 脳神経外科 | | 整形外科 | 形成外科 | 耳鼻咽喉科 |
|---|---|---|---|---|
| 頭をぶつけた | 骨折（変形あり） | | 顔面打撲・挫創 | のどの痛み |
| 頭部の傷 | 転位が明らかな骨折 | | 熱傷 | 鼻出血 |
| 脳震盪 | 骨折は明らかだが転位は軽度 | | 眼窩底骨折 | 異物 |
| 慢性硬膜下血腫 | 開放骨折 | | 鼻骨骨折 | 耳痛 |
| | 切断指 | | 顎関節脱臼 | 末梢性めまい |
| | 頸部痛（交通事故） | | | 溶連菌性咽頭扁桃炎 |
| | 外傷のない腰痛 | | | 扁桃周囲膿瘍 |
| | 脊髄損傷疑い | | | 急性喉頭蓋炎 |
| | | | | 末梢性顔面神経麻痺 |

| 泌尿器科 | | 皮膚科 | | 小児科 | |
|---|---|---|---|---|---|
| 血尿 | 泌尿器科的チューブトラブル | 熱傷 | ハチ刺傷 | 小児の診察 | 意識障害 |
| 尿閉 | 尿管結石 | 発疹 | マダニ刺傷 | 腹痛 | アナフィラキシー |
| 頻尿・残尿感 | 膀胱炎 | 蕁麻疹 | 帯状疱疹 | 胸痛 | 気管支喘息 |
| 陰嚢痛 | 腎盂腎炎 | 薬疹 | 蜂窩織炎 | 痙攣発作 | |
| 陰茎痛 | 前立腺炎 | | | | |
| 尿道分泌物 | 精巣上体炎 | | | | |

2) 作成のベースとした書式

| 症候ベースのもの | 疾患ベースのもの |
|---|---|
| 1. コールのタイミング<br>（以下のいずれかを選択・条件がある場合は併記）<br>　□患者を応需したらすぐコール<br>　□検査結果が出たらコール<br>　□当日はコール不要，翌日の外来へ<br>　□その他:<br>2. やっておいてほしい検査<br>3. やっておいてほしい処置<br>4. 診断に応じて追加の条件がある場合は，参照すべき疾患<br>5. 診断がつかない場合の対応・説明<br>　＊経過観察入院に同意されない場合にICすべきこと，とりあえずの治療など | 1. 依頼のタイミング<br>（以下のいずれかを選択・条件がある場合は併記）<br>　□診断確定後すぐ<br>　□入院させて翌日<br>　□帰宅させて外来へ<br>　（翌日・数日後・1週間後などのタイミングがあれば併せて）<br>　□その他:<br>2. 上記の判断のためつけておいてほしいスコア<br>　例: A-DROP スコア，LRINEC スコア，Glasgow-Blatchford スコア，膵炎・胆嚢炎の重症度診断基準など<br>3. 依頼料の選定とその基準<br>4. 入院時または帰宅時にやっておいてほしい検査<br>5. 入院時または帰宅時にやっておいてほしい処置・処方<br>6. 患者・家族に伝えておいてほしいこと |

## 救急外来診療の不確実性について患者とどう共有するか 3〜5

　繰り返しになるが，どのように診断のための手を尽くしても，診察終了の段階で診断がつかない患者はいる．一方，たいていの患者はなんらかの診断をして治療を開始するわけだが，救急診療において，「診断が確定した」と自信を持って言える割合はどのくらいだろうか？

　1つの疾患や外傷が特定できても，他に合併する病態を見落としていた，ということもあるだろう．また，「緊急性は否定したから」と思うこともあるだろうが，担当医が患者の症状から適切に否定すべき疾患を想起し，確実に除外できる検査をオーダーしていなければ，診断だけでなく，緊急性の判断そのものも見誤ってしまう（これが，5章で述べたように「緊急性がない」と言ってはいけない理由でもある）．

　そこで，帰宅時には患者・家族に診断が不確実なものであると伝え，①診断の確定には時間が必要であると説明する．そして，②正しい診断にできるだけ早く到達し，治療方針を速やかに修正するためにも，患者や家族の協力（症状の変化を観察してもらう）が不可欠であることや，③どのような状態なら救急外来に戻ってきてほしいのかを，具体的に伝える必要がある．それによって，できる限り適切なタイミングで病院に戻ってきてもらうことができれば，「最悪の事態」は避けられる．

　また，救急のみの1回の診療では「変化」を追うことができないため，原則として日中の再受診（フォローアップ）が必要であることを説明して，④次はいつ，どこに受診すればよいのかを伝える．感冒や胃腸炎など，自然治癒することの多い疾患であれば次の受診を必要としない場合もあるが，どのような経過であれば感冒や胃腸炎に典型的ではなく，治療を修正しなければいけない・検査を追加しなければいけない状況なのかを伝えておけば，患者・家族の安心と信頼は増すだろう．「説明は患者だけでなく家族にも」が原則である．

　これから提示するのは，診断未確定のまま緊急性を正しく評価できずに患者を帰宅させてしまった事例である．疾患自体は決してよくあるものではなく，診断の難しさや診断過程の問題に目がいってしまうかもしれないが，本章のテーマである「帰宅判断」，帰宅時の対応という点において複数の教訓を有する事例であるので一緒に考えていただきたい．

## 症例 22: 帰宅時の指示により翌朝を待たず救急外来を再受診できた咽頭痛の BBA

糖尿病で治療中の 60 歳代男性. 来院の 2 日前から頸部に痛みがあり, 前日に近くの整形外科を受診, アセトアミノフェンを処方され服用していた. 来院当日（祝日）の朝から咽頭痛と嚥下困難があり, 救急外来を受診した.

来院時, 意識清明で体温 36.6℃, 血圧 98/56 mmHg, 脈拍 90 bpm, 呼吸数 24/分, SpO$_2$ 95％. 担当医は「患者の開口が不十分で咽頭の観察がしにくい」と感じながらも, 咽頭の発赤と扁桃周囲に白苔があると評価した. また, 声の性状に違和感があったため, 喉頭蓋炎・溶連菌性扁桃炎を鑑別にあげ, A 群 β 溶連菌の抗原検査と頸部の軟部 X 線写真とを行なった.

溶連菌の抗原検査は陰性で, X 線写真で喉頭蓋の腫脹もなかったため, 担当医は扁桃炎と暫定診断し, 処方されているアセトアミノフェンの内服継続を指示し, 症状が続くなら翌朝耳鼻咽喉科を受診するよう伝えて帰宅させた. 帰宅時, 患者は若干の呼吸苦を訴えていたが, 呼吸数 18/分・SpO$_2$ は 98％と呼吸状態は改善していた. また, 看護師からも症状が増悪すれば再度電話連絡または救急要請するよう追加で指導され, 本人・妻ともに理解良好であった.

15 時間後, 患者は胸痛と息苦しさを訴えて再び来院した. この時冷汗著明であり, バイタルサインは体温 36.6℃, 血圧 76/54 mmHg, 脈拍 150 bpm, 呼吸数 30/分, SpO$_2$ 100％. 心電図は問題なく, 血液検査では白血球減少, CRP 高値（＞20 mg/dL）, 腎不全・肝不全が示唆された. CT で縦隔膿瘍が疑われ, 緊急手術となった.

本症例は, 救急外来で行なわれた診察の結果, 診断が確定しなかった（※もちろん, 患者の症状が咽頭痛ではなく頸部痛で始まっていることや, 発症からすでに 2 日経過していることを考慮して血液検査や CT 検査を行なえば診断がついた可能性がある）. そこで, 担当医は「扁桃炎を疑うが診断が確定していないこと」を患者と家族に説明して「症状が続くなら翌朝耳鼻咽喉科を受診するよう」指示をした. ただし, どの医療機関の耳鼻咽喉科に行くべきなのかは明示せず, 紹介状や予約票は発行しなかった.

看護師は, 来院時の呼吸数や SpO$_2$ から帰宅判断を慎重に行なうべき患者としてこの患者をリストアップしており, 帰宅前に再度症状とバイタルサインを評価した.

患者の呼吸苦は消えていなかったが，呼吸数と$SpO_2$は改善していたため，看護師も帰宅可能と判断し，念のため症状悪化時の受診対応について追加・確認説明を行なった．その結果，患者・家族ともに十分理解していることが確認され，帰宅に至った．

この患者は，症状の悪化により，担当医がフォローアップ受診のタイミングとして提示した「翌朝」を待たずに救急外来に戻ってきた．これは，患者と，担当医をはじめとするスタッフとの間で信頼関係が成立しており，患者が診断の不確実さについて理解している証である．今回，紹介状や予約票は作成されていなかったが，これらは作成しておいたほうが翌日以降のフォローアップが確実になる一方，患者や家族が混乱して本来受診すべき「状態変化のタイミング」を逃し予約の時刻まで待ってしまうケースもあり（※筆者も実際経験したことがある），注意が必要だ．

帰宅説明の際には救急再受診の適応と，フォローアップ受診のタイミングとは明確に分けて考えてもらえるよう，「このような症状になったら朝まで待たずに受診」，「これらがなかったとしても翌日受診」と意識して説明するとよい．

## 帰宅後の療養における患者の安楽・安全・自立をどう担保するか？ 6～9

自宅療養を開始するにあたって，医学的には自宅でできる最良の治療としての帰宅時処方について検討するとともに，必要に応じて救急外来で治療を導入しておいたり，治療の無効や合併症の発症を判断する基準について整理しておいたりすることが必要である．

また，医学的な入院の適応とは別に，患者が「自宅療養可能か」を検討する必要があり，①今回患者はなぜ来院し，この受診に期待していることは何であったか（不安の解消，症状の改善，自宅療養の限界など），②現在の状態から患者・家族は帰宅・入院どちらを希望するのか，そして③患者の帰宅後の療養環境について医療者側が想像できているか，の3点について検討することが重要であると考える．服薬や排泄の管理，食事の用意ができないなど，適切な療養環境が確保できないと考えられれば，帰宅は困難である[1]．前項では「医学的判断」が主軸であったのに対して，ここでは「看護・介護的な視点」が主軸となるといえるだろう．

そこで，自宅療養について考える際には，（本来の意味とは若干異なるがフレーズが良いので）看護の基本原則である「安楽」・「安全」・「自立」の3点に沿って検討していくことを提案したい．

## ▶安楽: 症状のコントロールができていること

ここでは「苦痛・強い不快のない状態」という定義で安楽を取り扱っていきたい.

外傷や疾病が軽快・治癒すれば,当然ながら患者を苦しめている症状は改善・消失する.しかし,たとえ診断や根本治療が間違っていなくても,いきなり外傷や疾病が消失してしまうわけではない.適切な根本治療に加えて対症療法が十分でなければ,患者は安楽に過ごせない.診断した(想定している)疾患の基本的経過をふまえ,疾患が自然に軽快するか処方した薬が効果を発揮するまでの間,患者が自宅で安楽に過ごせるかを検討し,症状との付き合い方について,看護の観点でも助言・指導する必要がある.

例えば,発熱であれば,時間を決めて検温・解熱薬の服用を行ない,腋窩・鼠径や頸部/項部を冷却する,寒気のない時は掛け布団を薄くする,定期的に少量ずつ水分を補給するよう指導する.また,外傷や炎症による痛みであれば,鎮痛薬の服用以外に RICE(安静・冷却・圧迫・挙上)を行なうことで症状が軽減しやすい.嘔吐・下痢でまとまった水分摂取が難しい場合は,常温の経口補水液を少量ずつ摂取する(2分に1回10 mLほどでも,1時間で500 mLのペットボトル半分ほどが摂取できる)とよいなどと助言するとよいだろう.

例えば症例22の場合は,発症2日目・対症療法のみで嚥下が難しいほどに咽頭痛が悪化していた.休み明けまで少しでも患者が安楽に過ごせるようにするには,入院のうえ補液しながら経過を見るか,帰宅させるなら鎮痛薬を変更してみてもよかったのではないだろうか.

## ▶安全: 帰宅することによって命を大幅な危険にさらさないこと

「安全」は文字どおり医療安全であり,帰宅に関する医学的判断(帰宅判断の妥当性の検証),医学的準備(治癒させる・悪化させないための治療,発作性疾患であれば再発作の予防と発作時の対応),観察の方針の決定(どのような時間間隔で症状の変化を見ていけばよいのか,例えば検温など),再受診のタイミングと来院手段の確認が含まれる.

### a. 帰宅判断の妥当性検証による安全の担保

先ほど述べたように,帰宅判断を医師が一人で行なう必要はなく,先輩医師や専門診療科の医師の意見を借りたり,経験を積んでいるコメディカル(看護師・ときに受付事務)の意見を参考にしたりすればよい.そして何より,患者・家族の意見(希望)も参考にすべきである.筆者の先輩の一人は,医師3年目にしていつも患

6 ▶帰宅判断と帰宅説明

者に「入院する？」と尋ねていた．当時は意味もわからずただ呆れていたが，今なら「あの若さですごいセンスだった」とシンプルに感心してしまう．

ちなみに筆者の勤務先では，現在，看護師が帰宅前の状態をチェックし，帰しても問題がないかどうかを看護師の視点でも判断する仕組みが整備されている．担当医の帰宅判断に看護師が疑問を感じた際には，まず看護師から担当医に確認し，担当医の判断が変わらない場合には，より経験年数の長い医師に相談するようセーフティーネットが張られている．また，先述の各診療科の医師が作成した診療マニュアルだけでなく，医療事故の多い症候（「失神」，「めまい」，「下痢のない腹痛」，「腰痛」）については**帰宅判断に関するチェックリスト**を設けている．同じような工夫をしている施設も多いと思われるが，**それぞれの施設で救急診療を担当している主な医師の経験年数や専門分野，医療機関の規模（実施可能な検査），入院病床の自由度のほか，患者の医療機関への標準的なアクセス（自家用車や公共交通機関，一般的な所要時間）などを考慮し，その施設に最適な独自のチェックリストを作成する**とよいのではないかと思う．

参考までに筆者が作成を担当した，「下痢のない腹痛」のチェックリストを紹介する　表3　．

チェックリストの作成にあたっては，問診・身体診察・検査の各項目において，①診断に必要な基本的な所見をあげて，それらを確認するよう誘導するとともに，②繰り返しの診察と，③緊急性の高い「個々の疾患」を正しく否定するうえで有用な（感度の高い・陰性尤度比の低い）所見の確認によって，できるだけ正しい診断・緊急度の判断につながるよう工夫する．また，帰宅の項目では，③原因が不明で症状が持続している場合は経過観察入院させるように，④無理やり症状を抑え込むような薬（麻薬や鎮静薬）を使ってまで**無理して帰さない**ように誘導し，⑤医師だけの判断で帰宅を決定させない仕組みを作っておく．

症例22については，チェックリストの設けられていない症候であったが，耳鼻咽喉科主導で作成された「のどの痛み」の診療マニュアルには，血液検査が標準検査とされており，診断がつかない場合は耳鼻咽喉科医に相談してよいこと，開口障害があれば適宜ステロイドを投与し，可能な限り頸胸部造影CTを撮影するようにとの記載がされていた．

このようにせっかくマニュアルを作成しても，その存在に気づかなかったり多忙で確認しないまま終わってしまったりすることもあるため，マニュアルの有無を確認するよう，職種を越えて互いに注意喚起し合うような工夫も必要かもしれない．

**表3** チェックリスト例「下痢のない腹痛」

**下痢のない腹痛のチェックリスト**

> 下痢とは，1日10回以上相当の水様便を指します．
> 少量の軟便/水っぽい便が頻回に出るものは「下痢のない」腹痛として扱ってください．

**【問診】** 救急隊情報だけでなく，本人から必ず確認を取ってください．
1) Onset: □突然発症（破裂，閉塞），□急性（捻転，蠕動），□徐々に（炎症など）
2) Provocative: □食後概ね2時間以内（消化器系），□いきみ動作（血管系），□労作（心臓），□体動（腹膜炎）
3) Quality: □波がある（蠕動，捻転），□波がない（破裂，閉塞，炎症，関連痛）
4) Region: 位置・放散
5) Severity: pain scale で表現してもらう
6) Associated symptom: □発熱，□痛みの増強によらない嘔気

**【身体診察】** 検査所見よりもはるかに**重要**であることを踏まえて**丁寧に，繰り返し**確認を．
□視診・聴診
□打診: 鼓音の有無，打診痛の有無と場所
□触診: 圧痛の部位・最強点，腹膜刺激徴候（筋性防御，反跳痛）
□叩打痛: 左右（とくに右）季肋部，肋骨脊柱角（CVA）
□負荷テスト: 咳テスト，heel drop test

**【検査】**
□妊娠可能年齢の女性には**尿妊娠反応**を確認する
□心窩部（あるいは上腹部）痛には心電図を（若年でリスクのない者については必須ではない）
□血液検査＜腹痛セット: 血算，生化学（ALP，Amy），凝固（D-dimer），血液ガス（Lactate），（血液型）＞
□イレウス・腸閉塞疑いは腹部X線写真（臥位必須）
□禁忌がなければ腹部骨盤造影CT
  • 造影CTでしか診断できない疾患があることに注意する．基本的には禁忌がなければ造影する．
  • 圧痛が乏しいわりに腹痛（自発痛）が強い・改善しない場合は造影必須である．
  • 嘔気のある腹痛は虫垂を必ず確認．
  • 腹部所見を説明する画像所見が結びつかなければ，読影依頼をすること．
□尿管結石疑いの場合は，尿検査，自科腹部超音波，腹部骨盤単純CT

**【処置】**
□鎮痛薬を使用する前に必ず腹部診察を行なうこと．
□First choice はアセリオ®．波がありそうならブスコパン®を使用して効果を見てもよい．
  結石はジクロフェナク．
□**ソセゴン®（ペンタゾシン）を使用したらCTを必ず撮影する**こと．

**【帰宅】**
□ソセゴン®（ペンタゾシン）を使用していない（尿管結石を除く）．
□痛みの原因がわからない場合，痛みが**消失**して30分以上が経過した（※）．
□**帰宅の前に腹部診察を再度行ない（複数回の診察で），問題のないことを確認した．**
□画像診断により痛みの原因について診断が確定した（※を満たせばその限りでない）．
□嘔気・嘔吐はない（消失した）．
□発熱（37.3℃以上）がない．
□突然発症の激しい痛みだった場合，D-dimer・ALPの上昇がないこと，acidosis がないことを確認した．
□帰宅することについて患者・家族・看護師・医師が不安を感じていない．

## b. 治療による安全の担保

もちろん，適切な診断に基づいて治療を開始できるに越したことはないが，診断が確定しない場合はどのようにすればよいだろうか．筆者は，せっかくの受診が無駄にならないよう，診断の確定・根本治療の開始に向けて「今すべきこと」，「今できること」は何か考えながら治療の開始や修正を検討するようにしている．

例えば，上気道感染や急性の下痢に対して安易に抗菌薬投与を行なうことは「抗菌薬の適正使用（AMR 対策）」の観点で推奨できないが[2]，細菌感染を否定できない状況で，培養検体を採取・提出せず抗菌薬なしで経過を見ることは，適切な治療介入の遅れにつながりうる．

また，気管支喘息発作で救急外来を受診し，短時間作用型 $\beta_2$ 刺激薬（SABA）の吸入だけで喘鳴が消失したケースも，発作の誘因そのものが排除・除去されていなければ，帰宅後に再度発作を生じることになる．帰宅後に使えるよう SABA を処方するだけでなく，合併する感染症があれば治療する，治療ステップを上げる，ステロイドの内服薬（頓用でもよい）を処方したりするなどの対応をして帰宅させたほうが無難である[3]．

特殊な抗体検査・内分泌検査などは夜間に提出しても結果が出ないことが多いが，培養検査は結果が出るのに時間がかかるぶん，早めに提出しておいて損はない．先行するなんらかの症状に発熱を合併している場合や，進行性に悪化する「痛み」に遭遇したら，たとえ血液検査で炎症反応が軽微でも，陰性でなければ培養検査を採取・提出しておきたい．また，治療を急ぐ場合には第 5 章でも述べたように治療前の検体を採取して治療を開始したい．

症例 22 について考えるなら，血液検査や画像検査を加え耳鼻咽喉科の医師に評価を依頼して（より正確な評価に基づいて）治療方針を修正する，溶連菌以外の細菌感染の可能性を考慮して咽頭培養（＋血液培養）を採取し抗菌薬を点滴静注する，帰宅時に経口抗菌薬を開始するといった選択肢があったように思う．

## c. 病院へのアクセスの検討による安全の担保

帰宅には帰宅のメリットが，入院には入院のメリットがあり，担当医自身が「医学的にどちらでもよい」と考えるならば，患者の希望に沿って構わない．しかし，帰宅させる場合には療養の観点で，<u>帰宅後に症状が再燃した・悪化した・致死的な徴候が表れた時に，速やかに・安全に病院に到着できるかどうか，つまり「病院へのアクセス」を事前に評価しておくことが重要である．</u>

この時，単なる自宅と病院の距離だけでなく，患者の ADL や，家族のサポート，

深夜の交通手段（患者が自らタクシーや救急車を呼べるかどうかを含む），当日の天候（台風・大雨・大雪），病状の悪化速度や危険度についても検討が必要である．特に，病状が悪化してきた時に A・B・C（気道・呼吸・循環）が危険にさらされる可能性が想定される場合は，入院で経過を見ることを選択したほうがよいだろう．

　例えば，アナフィラキシーショックは，成人の最大 23％，小児の最大 11％に二相性反応を生じることが知られており，その半数は最初の反応から 6～12 時間以内に起こっている．二相性反応に対してアドレナリン投与が必要なケースは 9.2％とされ，そのうち 76％は 4 時間以内に起こるが，7.4％は 4～10 時間後に重篤な反応が起こっており，最長で 30 時間後の場合もある[4]．これらは，アナフィラキシーショックで来院した患者を 1 日入院させて経過観察することが妥当とする根拠となっている．

　症例 22 については，悪化時に A の危険（気道閉塞の可能性）が想定される状況にあったため，入院検討の対象となる症例であった．30 分程度あれば再度来院できること，夜間でも妻が自家用車を運転し患者を受診させられることは確認できており，必要時には救急要請するよう指導されていた．

## d. 説明（患者教育）による安全の担保

　患者の帰宅に際しては，どれほど軽い病態が考えられる場合でも「帰宅」という選択肢をとるなら，悪化の早期徴候を捉えて速やかに受診させるための説明をしておくことが何より重要である．

　「症状が増悪したら再度受診を」という指示は，多くの医師がごく当たり前にする・よくある指示ではあるが，果たして医師である自分自身やその家族が，自身の専門外の領域の疾病を患った場合であっても「わかりやすい指示」といえるだろうか？

　素人である患者や家族は，さらにいっそう，「今が再受診のタイミングだ」とはなかなか思えない．彼らが一度目に受診した時に「こんな状態で夜来なくてもいいですよ」と言われた（言われているように感じた）場合には，同じ日の再受診のハードルが相当上がっているため，なおさらである．

　先述したとおり，筆者の施設では，帰宅時に患者に説明文書を渡している（※研修医や各科の医師が救急科として診療に携わる場合には必ず渡すよう指導している）．文書には「内科版」と「外科版」があり，内科版には「以下のような状況に当てはまるときは，翌朝を待たずに再度当院救急医療センター外来（電話 03-○○○○-××××）にご連絡ください」として，

6 ▶帰宅判断と帰宅説明

① 症状が悪化している場合（急速に悪化する時は救急車を呼んでください）
　　*具体的に注意すべき症状:（※医師がその都度具体的に記載）
② 救急を受診した際にはなかった症状が新たに表れた場合
③ その他心配なことがある場合

と記載している．

　再受診のタイミングとする具体的に注意すべき症状については，「処方された鎮痛薬を使用しても痛みがほとんど変わらない」，「つばを飲み込むとき，肩に力を入れないと飲めない」，「横になっているのが息苦しいと感じる」，「トイレに行く程度の動きで息切れする」，「頭痛や胸痛のように今はない新たな症状が出る」，「寒気と震えが出る」のように，**わかりやすい基準**になるように心がけるべきであり，特に**①診断した（疑っている）疾患の治療が無効な状態や，②（否定できないと考える）危険な疾患に特徴的な早期徴候を伝えておく**ようにするとよい．

　例えば， 表4 のように考えていく．

**表4　受診時の症状と再受診の基準となる徴候の例**

| 主訴 | 危惧される状態 | 基準となる徴候 |
|---|---|---|
| 下痢のない臍周囲の痛み | 急性虫垂炎 | 発熱する<br>右下腹部が痛む<br>歩くと響くような痛みがある<br>処方された痛み止めを飲んでも痛みが取れない |
| | 小腸閉塞 | 繰り返し吐く<br>処方された痛み止めを飲んでも痛みが取れない<br>尿が出ない |
| 下痢・嘔吐 | 脱水の進行 | 少量の水分を摂取しても吐いてしまう<br>尿が出ない<br>立ちくらみがする |
| めまい | 脳卒中 | 頭痛<br>しびれ<br>ろれつが回らない |
| | 自宅療養の継続が困難 | トイレまで移動できない<br>飲食ができない |

症例22は，患者の初回来院時の血圧・呼吸数・SpO$_2$に異常があり，帰宅時にこれらのバイタルサインの異常は改善していたものの，嚥下困難と呼吸苦があった．このように，帰宅の時点ですでに軽微でも再度救急を受診すべき徴候があり，帰宅後に「改めて受診が必要と判断すべき基準」を明確に提示すること・理解してもらうことが困難と感じるのであれば，入院させて経過を見るという選択肢をとったほうがよいだろう．

### ▶自立: 自分＋介助者の力で療養できること

ここでの「自立」は，「患者自身や家族（＋介護サービスなどの利用）によって自宅療養できること」と定義する．せっかく適切な治療方針を立てても，患者や家族が内容を理解し，帰宅後に指示どおり実施できなければ事態は変わらない．

患者の「健康の社会的決定要因（social determinants of health: SDH）」にも着目し，自立が担保されなければ安全が担保されないことを十分認識したうえで帰宅を決定することが重要だ．

実は，筆者の施設では過去に熱中症によって来院した患者が数日後心肺停止で来院するという苦い経験をしている．そしてこの事例への反省から，新たに「熱中症」の帰宅チェックリストを作成した．このチェックリストは，患者の「自立」を軸に帰宅後の安全を特に注視した内容で，看護の視点が大きく取り入れられており，この場で是非紹介したい　表5　．

療養の「自立」が担保されない中で，患者が帰宅を強く希望するような場合には，基本的に帰宅させてはならない．

## 医師の考える入院の適応と患者の希望が合致しない時，どう対処すればよいか？ 10

患者の中には確実な診断や治療を求めて病院に来ていても，帰宅については，譲れない希望を抱いている者がいる．また，その逆にとにかく入院を希望して来院する者もいる．絶対に入院してほしい患者が帰りたがり，入院を必要としない患者が入院を切望する．どちらも救急医にとっては悩ましい状況である．

いずれにしても，入院が必要な患者が入院することに同意しない場合は，本人だけでなく，家族を交えて（巻き込んで）判断することが重要だ．患者から「家族は関係ない，自分の命なんだから」と言われたら，「でも，あなたが仮に亡くなった後，残されて辛い思いをする，今日どうしてこのような結論になったのかと考えて苦し

**6 ▶ 帰宅判断と帰宅説明**

表5 　熱中症帰宅チェックリスト

【診断・鑑別診断―診断は熱中症でよいか―】
□暑熱環境に長時間滞在していたことが確認されている
□クーリングにより速やかに体温が正常化し，その後悪寒や体温の再上昇を認めない
□その他の炎症性疾患の可能性や，その合併はないかを確認した

| 感染症 | 脳髄膜炎，肺炎，尿路感染症，急性化膿性胆管炎，胆嚢炎，膿瘍，感染性心内膜炎，結核 |
|---|---|
| 内分泌疾患 | 甲状腺機能亢進症，DKA/HHS，低血糖 |
| 悪性腫瘍 | 白血病，悪性リンパ腫 |
| 自己免疫性疾患・炎症性疾患 | 偽痛風，血管炎，SLE |
| 薬剤性 | 覚醒剤，コカイン，悪性症候群，薬剤熱 |
| その他 | 痙攣，脳卒中，肝不全，腎不全 |

【重症度の評価―帰宅させてよい重症度か―】
□意識障害がない（1度）
□臓器障害（肝機能障害，腎機能障害，血液凝固異常）をきたしていない（2度以下）
□来院時の体温は，38℃未満（深部温）である

【再発の防止―帰宅後，再発の危険はないか―】
□今回の発症の要因は，今後回避可能である
- 業務・運動（スポーツ）に関連する場合は，本人・管理者と再発防止策を確認する
- セルフケア能力に問題がある，経済的弱者であれば環境調整を兼ねて経過観察入院を検討する

| セルフケア能力に問題 | □高齢者（65歳以上）　□認知症　□精神疾患　□知的障害 |
|---|---|
| 経済的弱者 | □ホームレス　□生活保護受給　□共同住宅<br>→適切にエアコンを利用し，<br>　十分な飲料水を購入する金銭的余裕があるか |

□冷房を適切に使用できる
□食事は十分摂取できる
□適切な水分（非アルコール，スポーツ飲料等）・塩分摂取をすることができる
□適切な服装がとれる（帽子，風通しの良い衣類や下着など）
□家族や同居者による見守りがある（来院時・帰宅時に付添がある）

【帰宅の最終判断】
□2度以上は原則として入院対応にする
- 2度の場合，帰宅後の安全が保障されていなければ，1泊入院のうえ，社会資源の投入を行なう
- 3度は入院の絶対適応
□2度熱中症・来院時の体温が38℃以上であった症例が帰宅する場合は，翌日再診させる
- 再診依頼先は，かかりつけの内科診療科（かかりつけがなければ初診当番内科）
□独居の場合，家族や支援者による無事確認や，生活環境の改善が得られることを確認する

むのはあなたの家族ですよ．この苦しみはご家族が生きている限り長く続くのですよ」と伝えてみるとよいかもしれない．

　入院してほしい患者が入院を拒む状況には，経済的背景，家族や仕事の事情，喫煙や飲酒に対する欲求，受診している医療機関への不信感などが考えられうる．患者自身がなかなか理由を打ち明けてくれない場合も少なくないが，根気強く理由を確認し，「家庭や仕事の状況が許さない」という場合は，患者自身が調整できるよう時間をおいたり，スタッフが代わりに調整をサポートしたりすることや，様々なサービスの利用を提案することもできるだろう．また，本当に入院という形でしか治療を提供できないのか，入院させずに治療する方法がないかを考え，患者のリスクを最小限にしながら外来で管理する方法について検討してもよいかもしれない．これらの対応にあたっては，是非経験のある医師やコメディカルの力を借りよう．

　担当医一人で無理やり説得しようとせず，別のスタッフや家族に患者の味方役を立て，考える時間を挟みながら患者にとって最も良い形を導いていくのがコツだ．

　また，入院を必要としない患者が入院を切望する場合はどうだろうか．このタイプの患者は，診察の前から「入院させてくれませんか」と言い出し，担当医の帰宅判断にバイアスを与えてしまうことが少なくない（「絶対に入院させるものか」と思った経験があるだろう）．

　患者や家族が入院を希望しているにもかかわらず，担当医が「入院の必要はない」と判断した場合は，彼らがなぜ入院を希望するのかを改めて尋ねるとともに，可能な限り複数の者で帰宅判断の妥当性について検証する必要がある．入院を希望する理由は，帰宅後家族が付き添えない，発作がいつ起こるかわからず不安，在宅酸素ボンベを家に置いてきてしまったので帰宅時に酸素吸入ができない，夜救急外来から帰宅してまた翌朝病院に来るのが面倒，タクシー代がない，タクシーで自宅建物前まで帰ってから自室まで一人で移動できない，など様々であり，時には家族から虐待を受けている場合もある．問題を解決することで帰宅可能になる場合もあれば，やはり入院が妥当だと判断される場合もあるので，注意が必要だ．

## 症例 23: 入院を拒否して帰宅したふらつき，脱力の BBA ••••••••••

　50 歳代女性．数日前から食欲がなく，倦怠感があった．来院当日，路上歩行中にふらつきと脱力感があり，座り込んでいたところを通行人が発見，救急搬送となった．来院時，血圧 140/73 mmHg，HR 94 bpm，呼吸数 20/分，$SpO_2$ 98%．身体所見上，眼瞼結膜の貧血を認めたが明らかな腹部の異常はなく，神経学的にも有

**6 ▶ 帰宅判断と帰宅説明**

意な所見は指摘できなかった．血液検査では WBC 10,100/μL，Hb 6.5 g/dL，BUN 19.7 mg/dL，Cr 0.99 mg/dL と BUN/Cr 比の開大を伴わない高度の貧血があった．担当医から造影 CT 検査の実施や入院を勧めたが，患者はリスクを承知のうえで「認知症の母親の介護があるので入院はできない」と言い，同意が得られなかった．

担当医は，病院の医療安全管理部門に相談をして患者から念書を取り帰宅させた．同日夜，患者は自宅で立ちくらみから一過性に意識を消失し，ショック状態で再度救急搬送となった．

この患者の初回受診時にはどのように対応すればよかったか．

担当医の側はなんとか入院させたい，患者が入院に同意しないのであれば，それは患者の責任であって医師の責任ではないことを証明しておきたいと考えただろう．その心理は理解できる．しかし，患者自身が「死んでもいい」と思っているのではない限り（いや思っていたとしても），少しでも安全に帰宅するための手段・最低限の治療について考えてもよかったかもしれない．

つまり，「介護を続けるためにこそ，少しでも安全に帰宅する必要がある」という主旨に基づき，最低限輸血はする，可能なら直腸診や造影 CT で活動性の出血がないことの確認をすることを帰宅の条件とすべきであった．また，抗潰瘍薬や止血剤を服用させる（抗凝固薬・抗血小板薬を服用していれば中止），救急スタッフから母親のケアマネジャーに連絡を取り（ケアマネジャーが決まっていなければ，病院の医療ソーシャルワーカーとコンタクトを取り地域の包括支援センターに連絡し），介護者である患者のおかれている状況を説明して，介護調整を図るという選択肢もあった．そして，仮に念書を取得したとしても，患者と医療機関との関係が決裂するわけではなく，あくまで今回の帰宅判断に限った免責の確認であり，患者を心配する気持ちに変わりはないこと，状態確認のために翌日には必ず受診してもらえるよう確約を取ることができればベストであったと考えられる．

スタッフの意向に沿わない行動をすれば，もうその医療機関には二度と受診できないと考える患者は少なくない．しかし，患者が暴言・暴力といった迷惑行為を働いたのでなければ，「それでも帰る」という患者のためにその時点で最良の治療計画を立てたいものである．

**患者と関係をつなげておくために**

帰宅時には様々な目的により，患者に「帰宅文書」を渡すことをお勧めしたい 図1, 2．

帰宅文書には様々なフォーマットがあると思うが（※帰宅指示書に記入すべき項目としては8つの基本項目がある 表6 [5~7]），筆者の勤務先では，患者に適切な再受診を促し，帰宅後病院から連絡する可能性があることを伝えるために文書を渡している．帰宅時に渡す案内だからこそ，救急外来の直通連絡先を書いておくことが望ましい．病院の代表電話にかけてから，救急外来につながるまでの時間は想像以上に長く感じられるためである．また，検査結果の見落としなどが判明すればこちらから患者にも連絡する可能性のあること，その場合，記載された連絡先が発信元の番号となることを患者や家族に説明しておくこと（加えて，この番号からの着信にはコールバックしてもらえるよう依頼しておくこと）で，スタッフの側から患者の帰宅後に患者や家族に連絡を取りたいときに，連絡がスムーズになる．

**表6 帰宅指示書に記入すべき項目**（文献5～7より）

1. 患者氏名と担当医の氏名
2. 現段階で最も考えられる診断，その他に考えられる疾患
3. 予想される経過
4. 起こりうる合併症
5. 指示（帰宅後の生活上の注意点）
6. 処方の内容（薬名，用法用量，目的），普段の薬の中止や継続
7. どのような状態になったら救急外来に戻ってくる必要があるか
8. 次回外来受診の予定

また，少なからず担当医の負担にはなるが，「帰宅後の治療や経過にも引き続き責任を持つ」，という意思表示として積極的に院内各診療科への依頼状を作成する，フォローアップするための予約を取ることをお勧めしたい．他の医療機関にフォローアップを依頼する場合は，必ず紹介状を作成し，紹介状を作成する時間がない・費用や待ち時間などの理由で患者側から紹介状の発行を辞退された場合は，最低限検査データに診断名を手書きしたものを患者に持たせて帰宅させるとトラブルが少ない．

**6 ▶ 帰宅判断と帰宅説明**

〇〇病院救急外来を受診された患者さんへ （内科版）

　救急外来には様々な重症度・緊急度の病気やけがの患者さんが受診されます。一方、開院時間（平日日中）と違い、夜間・休日では診療に携わる医師、看護師、医療スタッフの数が少なく、実施できる検査の種類も限られます。

　症状が出て間もない段階で患者さんが受診された場合には、検査の結果が特定の病気に特徴でないことも少なくなく、当院のような大きな病院であっても、救急の場で全ての病気やけがを確実に診断することは難しいと言わざるを得ません。

　こうした「医療の不確実性」を補うのが、経過を見ることです。患者さんの症状の変化を慎重に追うことで診断の助けとなったり、治療方針の適切な変更に結びつけることができるため、当院では積極的に一泊経過観察入院を勧めています。

　症状が安定しご帰宅された患者さんにおかれましても、数日間は症状の変化を注意深く観察していただき、適宜治療方針が修正できるようご協力をお願い致します。

☐ **救急では特に命に係わる疾患の可能性を中心に診断を行っています**

　病気そのものの性質や、患者さんの受診のタイミングなどにより、医師は症状の原因について明確に診断をお伝えできないことがあります。また、命に係わる疾患であることが否定しがたい症状や症状の悪化が予測される場合は入院をお願いしていますが、帰宅された後に息苦しさ、激しい痛みなどがみられた場合には我慢をせずにすぐにご連絡ください。

☐ **救急での診断は暫定的なもので、後日変わる可能性があります**

　医師は、患者さんが受診された時点で考えられる診断をお伝えします。しかし、この診断は、その後の症状の変化や、再度受診していただいた際に行われる検査の結果などにより変わる可能性があります。救急診療を担当した医師の指示にしたがい、翌日あるいは数日後に当院またはかかりつけの医療機関を受診してください。

☐ **翌日**（※土曜日の場合は月曜日）**は当院またはお近くの医療機関を受診してください**

　以下のような状況に当てはまるときは、翌朝を待たず再度当院救急外来（03-××××-××××）にご連絡ください。
　1) 症状が悪化している場合 **（特に急速に悪化する場合は救急車を呼んでください）**

> 具体的に注意すべき症状：

　2) 救急を受診した際にはなかった症状が新たに表われた場合
　3) その他心配なことがある場合

☐ **救急で撮影した画像に受診の必要のある異常が見つかった場合には、連絡を差し上げます**

　CTやMRIなどの画像については、当日担当医が確認しその結果をお伝えしますが、確認の内容は主に受診された症状に関連する異常の有無に限られ、すべてを指摘しきれないことがあります。当院では、翌日以降に放射線科医が精密な画像読影を行いますので、その読影の結果、治療の必要な異常が見つかった場合には、今後受診を予定されている診療科や医院の医師にお伝えするか、患者さんに電話で（診療申し込みの際に届けていただいたご連絡先へ）連絡を差し上げます。電話が通じない場合には、文書を郵送して連絡を差し上げますので記載された指示に従ってご受診ください。

年　　　月　　　日<br>〇〇病院救急外来（電話：03-××××-××××）<br><br>医師　　　　　　　　　　　　　

**図1** 帰宅文書見本（内科版）

## ○○病院救急外来を受診された患者さんへ（外科版）

　救急外来には様々な重症度・緊急度の病気やけがの患者さんが受診されます。一方、開院時間（平日日中）と違い、夜間・休日は診療に携わる医師、看護師、医療スタッフの数が少なく、実施できる検査の種類も限られます。

　本日行われた診療はあくまで応急処置であることを理解され、以下の点につきましてご協力いただきますようお願い致します。

### □ 翌日（※土曜日の場合は月曜日）は当院またはお近くの医療機関を受診してください

　医師は、患者さんが受診された時点で考えられる診断をお伝えします。しかし、この診断は、その後の症状の変化や、再度受診していただいた際に行われる検査の結果などにより変わる可能性があります。救急診療を担当した医師の指示にしたがい、翌日あるいは数日後に当院またはかかりつけの医療機関を受診してください。

### □ 当日は骨折が明らかでなくても、後日骨折と診断されることがあります

　レントゲン写真により「骨折がない」という診断をすることはできません。小さな「ひび」のような骨折は少し時間が経って骨どうしがズレて初めてレントゲンで明らかになることがあります。受診当日に骨折が明らかでない場合でも、痛みが続く場合には必ず当院あるいはお近くの整形外科・外科で再度画像検査を受けてください。

### □ 救急で撮影した画像に受診の必要のある異常が見つかった場合には、連絡を差し上げます

　CTやMRIなどの画像については、当日担当医が確認しその結果をお伝えしますが、確認の内容は主に受診された症状に関連する異常の有無に限られ、すべてを指摘しきれないことがあります。当院では、翌日以降に放射線科医が精密な画像読影を行いますので、その読影の結果、治療の必要な異常が見つかった場合には、今後受診を予定されている診療科や医院の医師にお伝えするか、患者さんに電話で（診療申し込みの際に届けていただいたご連絡先へ）連絡を差し上げます。電話が通じない場合には、文書を郵送して連絡を差し上げますので記載された指示に従ってご受診ください。

### 【縫合処置を受けた方へ】

### □ 通常、5日から1週間後に抜糸（糸を抜くこと）が必要です

　抜糸は当院の外科系診療科あるいはお近くの医療機関で受けてください。傷の場所や形状によっては、傷がきれいに接着せず、抜糸までより多くの時間を必要としたり、再度縫いなおす、皮膚の再生を待つことなどもあります。

### □ 翌日以降は入浴可能です。感染予防のためにご自身で傷の洗浄を行ってください。

　救急でできる限りの処置をしても、傷に菌が感染し、順調に治らないことがあります。感染を最小限にとどめる意味でも、医師の指示に従い、翌日以降ご自身あるいはご家族で傷を洗浄し（泡立てた石鹸でやさしくこすり洗いし、シャワーで流してください）、処方された軟膏を塗るなどの処置を行ってください。

### □ 傷あとは様々な程度で残ります

　傷あとは時間をかけて少しずつ目立たなくなりますが、全く傷あとが残らないようにすることはできません。患者さんの体質によってはケロイド（傷跡が赤く盛り上がる）ができることもあります。傷あとが気になる場合には、必要に応じて形成外科等でご相談ください。また、日焼けにより傷あとが目立つ傾向がありますのでご注意ください。

年　　　　月　　　　日

○○病院　救急外来（電話：03-××××・××××）

医師

---

**図2**　帰宅文書見本（外科版）

## 6 ▶ 帰宅判断と帰宅説明

### ◆参考文献

1. 大麻康之，小原弘子，前田千晶，他．救急搬送後に帰宅支援フローチャートを用いて帰宅時支援が必要と判断された患者の特徴．日本救急看護学会雑誌．2023；25：1-10.

2. 厚生労働省健康・生活衛生局 感染症対策部感染症対策課．抗微生物薬適正使用の手引き 第三版．2023年11月16日．https://www.mhlw.go.jp/content/10900000/001169116.pdf（Accessed 2023/12/27）

3. 熱田 了．特集 気管支喘息：診断と治療の進歩/Ⅲ．管理と治療の進歩/3．急性増悪時の対応．日本内科学会雑誌．2013；102：1397-403.

4. 日本アレルギー学会 Anaphylaxis 対策委員会．アナフィラキシーガイドライン 2022．2022．https://www.jsaweb.jp/uploads/files/Web_AnaGL_2023_0301.pdf（Accessed 2023/12/27）

5. Taylor DM, Cameron PA. Discharge instructions for emergency department patients : what should we provide? J Accid Emerg Med. 2000 ; 17 : 86-90.

6. 志賀 隆．「悪くなったらまた来てください！で大丈夫？」．m3.com ニュース・医療維新．2018年9月28日．https://www.m3.com/news/open/iryoishin/632110（Accessed 2023/12/27）

7. 小坂鎮太郎．医学界新聞プラス［第1回］救急外来から始まる効果的なケア移行『外来・病棟・地域をつなぐケア移行実践ガイド』より．医学書院．2022年7月22日．https://www.igaku-shoin.co.jp/paper/archive/y2022/toc_01（Accessed 2023/12/27）

8. 志賀 隆．特集 一歩踏み込んだ内科エマージェンシーのトリセツ スムーズな救急対応に必要な知識―誰が説明してもすれ違わない！救急から患者さんが帰宅する際の強力な武器！―帰宅指示書．Medicina．2019；56：1304-7.

# Bounce-back Admission の事実とどう向き合うか

BBA はゼロにできない．治療・管理を修正する機会として前向きに捉え，速やかに対処するとともに，患者・家族の様々な陰性感情に誠実に向き合えるよう準備しておこう．

　ここまで，どのようにして Bounce-back Admission（BBA）を防ぐか，あるいは BBA のタイミングで生じる命への影響を最小限にとどめるか，をメインに記述してきた．しかし，いわゆる「断らない救急」を掲げ患者の選別を行なわず積極的に受け入れている医療機関において，BBA をゼロにすることは限りなく難しい．

　筆者自身も，この事象に大きな関心を持っているとはいえ，検査結果を見落としたり患者を危険にさらしたりしたことがなかったかといえばうそになり，BBA が誰よりも少ないなどということもない．当然ながら筆者の未熟な対応に不快な思いをされた方もあるだろうし，不誠実だと感じた方もおられるだろう．

　BBA が患者に与える影響の大小にかかわらず，それは「気まずい事態」に他ならない．そう考えたとき，起こってしまった時の対応を考えておかないわけにはいかないだろう．対応は患者の視点に立ち，誠実に．対応を引き継いだスタッフは中立的にその先の治療がベストな形で進むよう，チーム全体で取り組みたい．本章では BBA の事実とどう向き合うべきか，筆者が携わった症例に関わる方々への贖罪と，教訓を込めて述べていきたい．

　まず，BBA となる経緯は，表1 に示す要素が様々に組み合わさっている．

　BBA そのものが不可抗力の場合もあれば，回避可能な場合もあるし，BBA に至った事実を患者や家族がスムーズに理解・受容できる場合もあればできない場合もある．

　注意しなければならないのは，仮に，第三者が第一印象で BBA の背景を「見落としである」と考えても，本当に見落としていたのかどうかや，初回受診の際に帰宅に至った経緯については担当した医師や看護師にしかわからないということである．

　特に，病変（異変）に気づいた若手の医師が，その判断に自信を持てず，上級医や専門医に相談して所見を否定された場合にはあえて記録しない場合が少なくない．例えばごく少量の腹水，ごくわずかな free air のように，所見が軽微なほどその傾

**7 ▶ Bounce-back Admission の事実とどう向き合うか**

> **表1** BBAにおける症状・所見・診断・タイミングの分類

A．症状
　① 改善しない
　② 悪化した
B．所見
　① 時間が経過したことで所見が明らかになった
　② 実施していた検査の見落としが判明した
　③ 再受診後に検査を追加したことで明らかになった
C．診断
　① （初回受診時には原因不明や疑いであったが）確定した
　② 変わった
　③ 変わらない
D．タイミング
　① 患者の判断で（早めに）再受診したタイミング
　② 救急担当医の指示した再受診のタイミング
　③ 救急担当医の指示した再受診の後，外来担当医が指示した再診のタイミング

---

向が強くなる．また，本来あってはならないことだが，多忙な時は記録が後回しになるため，残念ながら記録が遅れてしまう・記録を忘れてしまう事態も起こりうる．

　本章では，主に**救急外来で対処すべき BBA** のパターンである「患者の帰宅後に未対処の異常が判明した場合」 **図1** と，「患者が再診察を希望して来院した場合」 **図2** について，考えていきたい．

　前者は，上級医への相談や勤務終わりの振り返り，放射線科医による画像読影などによって，「未対処の異常」が明らかになるケースである（ **表1** の B-②かつ C-②）．本質的には診断エラーであるが，時間の力を借りなくても診断が明らかになっており，**患者の症状が「予定外受診を決断するほど」悪化する前（かつ 表1 の D のいずれにも該当しない）に，医師が対処できている**点が特徴である（ただし，患者に連絡して再度受診してもらった際に症状が悪化している可能性は十分にある）．

　一方，後者は患者が症状の改善を希望し，患者（あるいは家族）自身の判断で再度受診に至ったもの（ **表1** の A かつ D-①によるもの）で，**エラーの有無やその内容・程度は再度診察するまで未知**（B～C は様々）である．**患者の不安や初回の診察に対する不信感がベース**にあって，初回の受診先が診療所・クリニックや，小規模の病院である場合には，患者が同じ医療機関を受診しない可能性もある．

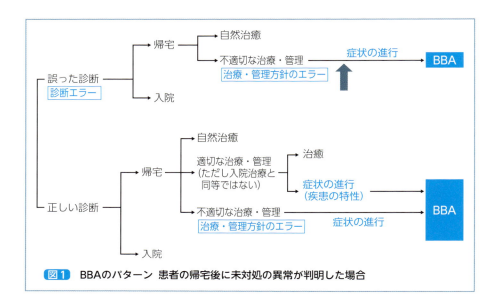

**図1** BBAのパターン 患者の帰宅後に未対処の異常が判明した場合

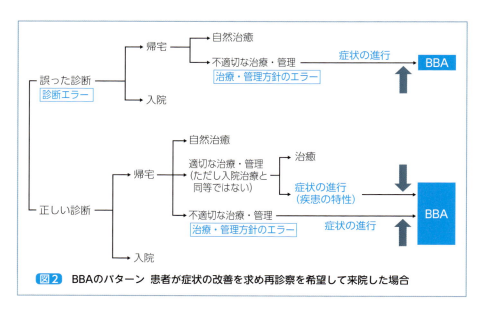

**図2** BBAのパターン 患者が症状の改善を求め再診察を希望して来院した場合

## 「患者の帰宅後に判明した未対処の異常」にどう対処するか

　第4章において検査の見落としのフォローアップ体制については紹介させていただいた．未対処の異常について，担当医が気づいていたのか，見落としていたのかを判断するには担当医への確認が必要となる．「見落とし」と表現することは適切でないかもしれないため，ここでは「未対処の異常」，「対処漏れ」と表現しておく．

　どんなに丁寧に診療しても，実質上「対処漏れ」を100％防ぐことは困難なので，「対処漏れ」を「想定内」の事態と心得て準備しておくことが重要だ．

　表現はどうであれ，患者にとって「対処漏れ」の事実は大なり小なり陰性感情をきたす原因となる．医療以外の業種ではミスへのどのような対応を推奨しているのか，まずはいくつかのウェブサイトから調べてみた[1～3]．

　共通していることや，医療の分野にも転用できそうなことを抜粋すると以下のとおりである．

---

- 素早く，正直に謝る
- まずは自分の主観や言い訳を含めず，客観的な事実だけを伝える
- できるだけ直接伝える
- 責任逃れをするような言い方をしたり，他人に責任を転嫁したりするような表現は避ける
- 相手に生じている負担や影響を理解し，相手の立場になって言葉を選ぶ
- こちらの落ち度を冷静に説明する
- 自分の責任のみに言及し，他者を引き合いに出さない

---

　これらを参考に，「未対処の異常」への患者（家族）対応を考えていきたい．

## 「未対処の異常」に対応するための 10 か条

1 帰宅時に，「見落としや診断の変更が起こりうること」について説明しておく

2 異常が判明したら，初回受診以降の全ての記録（診療記録・看護記録）に目を通す

3 早期の介入（再受診）が必要とわかったらすぐに患者または家族に連絡する

4 連絡する前に受け入れ体制を整える

5 連絡時には，まず所属と名を名乗り，患者の具合を尋ねる

6 帰宅文書を受け取ったかどうかを確認し，連絡した理由を説明する

7 身体的・時間的負担をかけてしまうことを謝罪しつつ，来院を依頼する

8 来院後の流れ・手続きについて説明する（どの窓口に行けばいいかなど）

9 診断が難しかったとはいえ，適時に診断・判断できなかったことについて謝罪する

10 帰宅に至った背景は担当した医師にしかわからないので，「ミスである」という表現は避ける

---

## ▶帰宅時に，「見落としや診断の変更が起こりうること」について説明しておく 1

　ここでは，あくまで帰宅後に判明した未対処の異常について扱っているので，帰宅時の準備について語られても……と思われるかもしれない．しかし，シフト勤務をとっている多くの救急部門において，患者や家族に連絡を取るのは担当した医師自身ではないことが多いだろう．帰宅後に連絡があることが「特別すぎること」という感覚にしないことは，担当した医師だけでなく，あとで対応する医師のため，そして患者や家族のためにもなる．

　具体的には，帰宅時に「実施した検査に一定の確率で見落としがありうること」，時間がたって症状が明らかになることで「診断の変更が起こりうること」について説明しておく．診断に不安を感じる症例は，研修医に説明を任せるのではなく上級医が説明し，この時点で患者自身が帰宅に不安を感じているなら帰宅ではなく入院に舵を切る姿勢を示す．第6章でも紹介したように，「帰宅文書」などを用いて，見落とし等が判明すればこちらから患者にも連絡する可能性のあること，その場合，記載された連絡先が発信元の番号となることを患者や家族に伝えておくとともに，着信歴が確認されたらコールバックしてもらえるよう依頼しておくとよいだろう．

## 7 ▶ Bounce-back Admission の事実とどう向き合うか

### ▶ 異常が判明したら，初回受診以降の全ての記録（診療記録・看護記録）に目を通す ②

放射線科の読影の結果「異常」の指摘があると，少し焦るかもしれないが，まずは受診の経緯や帰宅までの診療の内容についての記録に目を通そう．以前から指摘されている異常である場合や，画像に異常があっても治療の必要性を示唆する症状や身体所見がない場合，診察中に担当医が気づいて夜間のうちに専門医にコンサルテーション済みの場合，今後の方向づけをきちんとしている場合もありうるし，患者が夜間のうちに他院に転院している場合もある．加えて，帰宅文書が渡されているかどうか，「帰宅すること」についての患者や家族の受け止めはどうだったか，無理やり帰宅させてはいないかなどについても確認し，連絡の必要性について検討するとともに説明にあたってどのような配慮が必要か，準備をするとよい．

### ▶ 早期の介入（再受診）が必要とわかったらすぐに患者または家族に連絡する ③

異常が判明し連絡の必要性があると判断されたら，受け入れの準備ができ次第，時間を空けずに患者に連絡するのが理想である．まずは，患者の携帯電話（または事前に指定された連絡先）に連絡を入れ，つながらず留守番電話になる場合は必ずメッセージを残す．メッセージは「○○病院救急部の医師で□□です．△△（患者名）さんのお電話でお間違いないでしょうか？ 先日当院救急外来を受診された際の検査の結果について追加でお伝えしたいことがございます．恐れ入りますが，これから申し上げます電話番号に折り返しをお願い致します．番号は帰宅の際にお渡しした文書に記載されている番号と同じです．××-××××-××××（2回繰り返す）です」のようにし，具体的な説明は折り返しの電話で行なう．つながってもつながらなくても，カルテには記録を必ず残したい．患者と直接話せなかった場合は，自宅の固定電話（具合が悪く自宅で寝ている場合もある）→連絡先が登録されている家族のうち，まずは受診に付き添った家族に連絡を取る．付き添い家族にも連絡がつかず，急ぐ場合には，受診に付き添っていない家族に連絡することになるが，不用意な説明は混乱のもとになる可能性があるため，患者が受診した事実を知っているかどうかや，患者の健康状態についてどのくらい知っているかを慎重に確認したうえで説明に入る必要がある（筆者自身も，キーパーソンとして登録されている患者の兄弟に不用意に「○○さんが癌で化学療法中なのはご存知かと思いますが，今回は別の症状で受診されていて」と言ってしまい，家族が患者の癌を知らなかった事実を知り，顔面蒼白になって繰り返しお詫びしたことがある）．患者との距離（精神的な距離を含

む）が遠い家族の場合には，「ご家族の方からも○○（患者名）さんに連絡を取り，当院にご連絡いただくようお伝えいただけないでしょうか？」や「具合が悪くて昨日救急外来にいらしたのですが，至急ご本人にお伝えしたいことがあってお電話したところ連絡がつきません．心配なのでご自宅に様子を見に行っていただけないでしょうか？」といった依頼も 1 つの方法だろう．

## ▶ 連絡する前に受け入れ体制を整える 4

「未対処の異常」の内容が手術や専門処置が必要な疾患である場合に，患者に連絡する前に当該診療科の医師に連絡し，受け入れることへの承諾を得るとともに，手続きを確認しておく．

同じ医療機関で専門処置ができない場合の対応は迷うところだが，基本的にはいったん患者を直接診察したうえで対応を決めることをお勧めしたい．ただし，患者に他院へ転院搬送となる可能性を説明することで，患者が同じ医療機関への来院を渋る場合には，紹介先医療機関を決定したうえで患者に再度連絡するようにする．

せっかく患者に再受診してもらったのに，来院後に専門診療科による治療ができない事実が判明して結局患者からの信頼を損ねる，ということがないようにしたいところである．

## ▶ 連絡時には，まず所属と名を名乗り，患者の具合を尋ねる 5

患者に連絡する際には，気が急いているので，まず「未対処の異常」について伝え，来院を促してしまいがちである．しかし，このような切り出し方をすると，特に患者が最初の診療について不満を抱いているケースの場合，話がこじれてしまうことがある．冷静になって「○○病院救急部の医師で□□です．△△（患者名）さんのお電話でお間違いないでしょうか？　昨日当院をご受診されたかと思いますが，その後お加減はいかがですか？」と切り出して，患者と最初の担当医との信頼関係を確認しよう．この時，電話口で患者がいかにも辛そうなら，「大事な用件があってお電話したのですが，今少しお話ししてもよろしいですか？」と伝えるのを忘れずに．患者や家族が「ああ，昨日はありがとうございました」から話を始めない時は，信頼関係だけでなく患者の状態を含めて少し注意が必要だ．

## ▶ 帰宅文書を受け取ったかどうかを確認し，連絡した理由を説明する 6

患者自身が「病院から連絡があるかもしれないこと」を理解している場合には話がスムーズに進む．患者の理解の確認に役立つだけでなく，電話をかけている医師

の安心材料にもなるので，「昨日の受診時に，帰宅時の説明書は受け取られたでしょうか？ こちらの書類にも記載させていただいているのですが……追加で異常が見つかった場合にはご連絡差し上げます，とお伝えしていた件です」と切り出すとよいだろう．

## ▶ 身体的・時間的負担をかけてしまうことを謝罪しつつ，来院を依頼する ⑦

たとえ症状が改善していたとしても，追加で対応が必要であるからこその再受診であり，多くの場合は疾病が良くなっていないからこその再受診になる．帰宅した際の身体的負担もあっただろうし，これから受診するうえで身体的負担・時間的負担は間違いなく生じる．「具合が悪いところ，移動のご負担をおかけすることになり大変申し訳ないのですが，これからもう一度病院にいらしていただけないでしょうか？」と素直に謝罪の意思を伝えよう．

## ▶ 来院後の流れ・手続きについて説明する ⑧

患者が初回受診時に救急搬送されていたり，夜暗い中，家族に連れられて受診したりした場合には，どうやって病院や救急外来にたどり着いたのか，記憶していないことも少なくない．事務手続きも夜間と日中では異なることが多いので，「もう一度来るのだから当然わかるだろう」ではなく，**受診までの流れや，目的の窓口に到着したら何を伝えればよいのか，丁寧に説明しよう**．病院からの予想外の連絡に患者が混乱してしまう場合や，患者の年齢の問題，身体的苦痛の影響で説明が十分理解できない場合もある．「救急車で来てほしい」という一言でもよい．丁寧な説明が患者の陰性感情を抑えることを意識しておく．

## ▶ 診断が難しかったとはいえ，適時に診断・判断できなかったことについて謝罪する ⑨
## ▶ 帰宅に至った背景は担当した医師にしかわからないので，「ミスである」という表現は避ける ⑩

「未対処の異常」があっても，対応が速ければ，救急外来での未対処が必ずしも患者の不利益につながっていない場合もある．また，担当医が「一応」経過観察入院を勧めたものの，患者が希望せずに帰宅した場合，BBAとなっても，なんとなく自分たちの責任ではないから気にしなくてよいという空気になりがちである．診療記録から患者が帰宅に至った経緯は読み取れても，帰宅した時の患者の心情は計り知れない（「患者が帰宅を希望．"だいぶ落ち着きました．ありがとうございました"

とのこと」と記録されていても，再受診時に確認すると「実はあの時，まだ痛くて正直これで帰されるのかって思っていたんですよ！」と言われたことは少なくない）．

第三者である同僚医師が対応する場合も少なくないため，過剰に反省して患者の不信感をあおる必要もないが，「救急外来受診のタイミングを最大限に活かせなかったこと」は事実なので，その点は謝罪の意思を示し，謙虚に対応しよう．

 「症状を理由とした帰宅後の再受診」にどう向き合うか

第6章では，帰宅時に「どのような症状になったら救急外来に戻ってきてほしいか」を患者に伝えておくことの重要性を説明した．「症状」を理由とした再受診が，「未対処の異常に気づいた場合」と大きく異なるのは，患者や家族の判断により，医師が指示した・想定したタイミングよりも早く来院するケースがあり，患者を受け入れるまでに医師が十分な「心の準備」をできないことである．また，病状が急速に悪化した結果の再受診で，検査結果（その他所見）の見落としと重なっていた場合には，過失責任を伴う可能性があり，慎重な対応が必要になる．繰り返しになるが，<u>一貫して誠実な対応を心がけ，信頼関係を構築すること</u>が重要となる．

---

### 「症状を理由とした再受診」に対応するための10か条

1. 帰宅前に診断の不確実性と治療の内容について説明しておく
2. 入院対応の意義について患者や家族とともに考え，希望を確認しておく
3. 帰宅後の患者から問い合わせがあったら，基本的には来院を勧める
4. 患者が来院したら，「辛い思いをしながら来てくれたこと」に感謝する
5. 別の医師が対応した患者の場合は，「カルテ＋患者」から帰宅の経緯を再確認する
6. 「責任」については，多角的で客観的な分析が必要であり，焦って判断しない
7. 再受診を決めるまでの患者の葛藤に敬意を払い，患者の不安や苦痛に配慮を示す
8. 再受診時の所見から得られた情報と考察，「これから」の方針について説明する
9. 再受診時には，あえて入院や専門医への相談のハードルを低くする
10. 専門医には，患者対応に先立ち経緯を説明して配慮をお願いしておく

**7 ▶ Bounce-back Admission の事実とどう向き合うか**

## ▶帰宅前に診断の不確実性と治療の内容について説明しておく **1**

患者の帰宅時には，どのような疾患の可能性があるか，現時点で診断がどのくらい確定的かを正直に説明しておいたほうがよい．特に救急外来では，その疾患に特徴的とされる所見が全てそろった結果として診断に至っているケースばかりではない．あとから別の病態が加わることで他の疾患に至るケースもある．例えば，初回受診時に「胆石発作」だと思った症例が，翌日も痛みが続いたり痛みが再燃したりして「胆嚢炎」と診断されることは珍しくないが，患者によっては最初の受診で「誤診された」と思う人もいる．

このように，診断が確定するには時間が必要だということ，それまでの間に少しでも改善させる・悪化させないための方法を説明しておくことが重要である．患者が受診したことを否定せず，「早く来ていただいたのはとてもよかったのですが，症状が出てからまもないのでまだ典型的な症状・所見がそろっていない状態と考えられます．診断を確定するためにも慎重に経過を見ていくことが必要です．これから悪くなっていく可能性もありますで，患者さんやご家族の方にも協力していただき，必要なタイミングで治療方針を修正できるようにしたいと思います」のように伝えておこう．

また，診断が不確定だからこそ，検査のみ提出して治療を保留するケースもある（例えば，培養採取のみ行ない抗菌薬投与は保留する）．「細菌が感染している可能性もありますので今日は，血液・尿の培養検査を出しました．培地で細菌が増殖するまで時間が必要なので結果はすぐには出ませんが，結果によって治療方針を修正することが可能になります」のように伝えておけば，患者が仮に内容を十分には理解できなかったとしても，「わからないからと思って適当に説明された」ではなく「なんだかわからないけど，丁寧に説明してくれた」と感じてくれるに違いない．

## ▶入院対応の意義について患者や家族とともに考え，希望を確認しておく **2**

もちろん，患者を入院させることにはメリットとデメリットがあるし，入院したら絶対症状が良くなる・悪くならないとはいえない．入院による経過観察が妥当と判断し，嫌がる高齢の患者を無理に入院させたら，夜間せん妄がひどく，結局翌日早々に退院になったという経験がある方も少なくないだろう．しかし，患者や家族が「あの時入院させてほしかったのに，結局悪くなって病院に戻ってきて入院になった」という思いであることは，BBA の対応においてマイナスに働く．

全例に説明すべきということではないが，患者の症状がまだ続いていたり，診断がかなり不確定だったりする場合は，「現時点では，まだ入院にするか帰宅にするか迷う余地が少しあります．もし，どちらか選べるとしたら○○さんはどちらを希望され

ますか？」，「いずれにしても明日また来ていただく必要があり，明日の時点でやっぱり入院が必要という判断になるかもしれませんが，それでも今日は帰るという形でよろしいですか？」，「症状はこれから悪くなる可能性がありますが，悪くなり方は人によって差があります．明日の朝まで持たずにまた病院に戻って来る形になるかもしれませんが，それでも帰られますか？」など，具体的にイメージできる伝え方をするとよいだろう．

### ▶帰宅後の患者から問い合わせがあったら，基本的には来院を勧める ③

　忙しい時ほど，帰宅後の患者からの問い合わせは面倒だと感じるものである．しかし前述したように，多くの患者にとって再受診や問い合わせのハードルは高く，スタッフが問い合わせを軽んじた時ほど痛い結果が待っている．患者から問い合わせがあったら，基本的には受診を推奨し，「診なければわからない」，「もしかしたら方針は変わらないかもしれないが，心配なら来てほしい」という姿勢でいるべきである．

### ▶患者が来院したら，「辛い思いをしながら来てくれたこと」に感謝する ④

　最終的に患者が再受診に舵を切るには，医師が想像する以上に多くのエネルギーが割かれている．正確な判断を下すために直接診察する機会を与えてもらったことには必ず感謝すべきであり，「お辛い中（＋寒い中・暑い中・交通の便が悪い中），もう一度お越しいただいてありがとうございます」と伝えよう．

### ▶別の医師が対応した患者の場合は，「カルテ＋患者」から帰宅の経緯を再確認する ⑤

　（カルテは遅滞なく記載することが求められており，できる限り回避したいことではあるのだが，）前述したように救急外来では残念ながら多忙や疲労などの理由で不完全な診療記録が少なからず存在する．したがって，最初に診察を担当した医師がどのように問診・診察を行ない，どのように考えて最終的に帰宅を決定したか，患者や家族とどのようなやり取りがあったのかは，担当医・担当看護師に直接確認しないとわからない，と考えたほうがよい．加えて，帰宅時の患者の正直な心情（本当は症状が良くなっておらず，心配で入院したかった，など）も記録だけではわからないことが多いので，初回受診時と別の医師が対応する場合は，中立的に「患者側の解釈」を確認する．

## 7 ▶ Bounce-back Admission の事実とどう向き合うか

### ▶「責任」については多角的で客観的な分析が必要であり，焦って判断しない 6

　初回受診時の診療上不十分な点があると見受けられても，担当した医師にどの程度責任があるのか，回避可能な事態であったのか，厳密に判断することは難しい．

　例えば，患者や家族に認知症や精神疾患があったり，薬物やアルコールを摂取していたりして正確な情報が得づらかった，医師が同時に複数の患者の診療にあたっていた，他の患者が急変していた，経験年数の浅い医師と一緒に勤務していた，などで平常心/通常の診察が難しかった可能性もある．また，患者や家族が特定の診断と処置に固執して，一方的に有害・不必要な処置を強要するような場合もあるだろう．

　患者の主張は正しいと感じることも疑わしいと感じることもあるだろうが，**きちんと傾聴し，情報提供に感謝**したうえで，「責任については，今この場のバタバタしている中で拙速にお答えしてご迷惑をおかけしたくないので，病院の専門部署である医療安全部門を交えて**後日客観的に分析**し，改めて説明致します」と伝えよう．**診断の難しい疾患や，治療方針について意見が分かれる病態であれば，率直にその考えを伝えておくことで，患者や家族の納得が得られる場合も多い．**

### ▶再受診を決めるまでの患者の葛藤に敬意を払い，患者の不安や苦痛に配慮を示す 7

　「患者が来院したら，『辛い思いをしながら来てくれたこと』に感謝する 4 」でも触れたように，多くの患者にとって再受診のハードルは高く，その決意に至るまでは少なからず葛藤がある．不可抗力の経過であれ，対症療法を含む治療の不備であれ，患者の取り越し苦労であれ，不安な気持ちにさせたこと・辛い思いをさせたことは事実であり，**十分に「配慮」したうえで言葉や態度にして示すべき**である．**診察は丁寧に**．最初に行なった検査に見落としがないか，再度見返すとともに，**診断に必要な検査が十分行なわれていたのか検討**しよう．症状やバイタルサインが変化しているのであれば，**たとえ同じ検査であっても，必要かつ患者から同意が得られるならもう一度**実施しよう．画像についてはできる限りダブルチェックを行なうなどして見落としは避けたい．

### ▶再受診時の所見から得られた情報と考察，「これから」の方針について説明する 8

　再診察・再検査によって得られた結果は初回受診時のものと比較し，病状悪化の有無や程度を客観的に判断する．そして検査結果やキー画像などはできる限りプリ

**123**

ントアウトし，患者・家族に提供したうえで説明したい．いま体の中で何が起きていると考えられるのか，なぜそのような症状（の悪化・変動）が起こっているのか，改めて系統立てて説明していく．

この時，初回受診時（帰宅時）の方針と，再診時の症状・所見との関係性も正直に説明すべきではあるが，過去は変えられないので，患者を前に向かせる・これからの治療に期待させるための説明ができるよう心がけよう．

### ▶ 再受診時には，あえて入院や専門医への相談のハードルを低くする ⑨

治療方針については，初回受診時よりも慎重に決定すべきであり，入院（経過観察対応を含む）や専門医への相談のハードルは下げよう．たとえ病状が悪化しておらず，入院することに医学的なメリットがないと考えられても，入院によって患者や家族の不安が解消されるのであれば十分なメリットがある．最初に担当した医師の名誉を挽回し，医療機関としての患者の信頼を維持・回復するためにも，患者にとってベストな対応が何かを慎重に考えて方針を決定しよう．

### ▶ 専門医には，患者対応に先立ち経緯を説明して配慮をお願いしておく ⑩

専門医へのコンサルテーションにあたり，「一度帰宅させている患者であること」は必ず伝えなければならない．深夜や早朝など，専門医が気持ちよく対応できない時間帯に患者が再診している場合には，専門医の態度にも注意を払っておくべきである．深夜の呼び出しにイライラして，患者に悪意ある説明をする医師もいる．電話をかける（呼び出す）時，専門医が救急外来に到着した時，専門医にも最大限の配慮を．再受診までの経緯は簡潔かつ明瞭に伝え，患者の説明にあたり配慮をお願いするとともに，専門医に悪意ある説明をさせないよう，自身の態度にも注意しよう．（抑止力になるかどうかはわからないが，）「説明には勉強のため同席させてもらいたい」と申し出よう．

## BBA となった時，徴収した時間外選定療養費は返還すべきか

時間外選定療養費は「緊急の受診の必要性がなく，自由な選択に基づき，自己の希望により診察を希望した場合」に請求できるもので，400 床を超える医療機関では徴収する動きが拡がってきている．徴収対象外の基準は医療機関によって様々ではあるが，徴収の対象を「軽症」としているため，ほぼ全ての病院で「受診後に入

7 ▶ Bounce-back Admission の事実とどう向き合うか

院となった症例は除外」とされている.

しかしながら,「受診後の入院」の定義はあいまいで,当日の入院では当然除外されても,BBA となった場合にどうするかは明確にされていないことが多いだろう.

---

## 症例 24: 待機的検査の適応と判断され,2 日後の検査の結果 BBA となっためまい

　70 歳代女性. 受診当日の夕方, 昼寝から目覚め側臥位から仰臥位に戻ったところでめまいがした. 少し落ち着くのを待って起き上がったところ, めまいは消失していたが, 気分が悪かったのでタクシーで来院した. 頭痛・頸部痛・しびれ・耳鳴・耳閉感はなし. 来院時, 意識清明, 血圧 178/87 mmHg, 脈拍 75 bpm, 呼吸数 24/分. 診察室には一人で歩いて入室し, 一般的な神経学的診察には異常なし. 注視眼振・Skew Deviation・Supine-Roll 試験・Dix-Hallpike 試験陰性. しかし, 体動時の軽度の嘔気は持続しており, 側臥位よりも仰臥位で嘔気を感じるとの訴えがあった. 頭部単純 CT では明らかな異常所見を指摘できないものの, 軽微な症状が持続しており, 良性発作性頭位めまい症(BPPV)に典型的な眼振が認められないことからも, 担当医は念のため MRI を撮影する必要があるのではないかと考えた.

　その日は救急外来が非常に混雑し, 画像撮影までにさらに 2 時間近く待つ必要があった. 診察開始までにも患者をそれなりに待たせていた経緯もあり, 脳神経内科の医師に MRI 検査の適応を判断するための診察を依頼したところ, 最終的に MRI は後日撮影する方針となり, 患者は帰宅することとなった.

　週明けに患者が脳神経内科を受診した際には症状が消失しており, MRI 検査はさらにその翌日に実施することとなった. しかし, 翌日の MRI で右小脳梗塞が判明し, 患者は入院加療の方針となった. 患者の退院後,「結局入院になったのだから時間外選定療養費は返してもらえないのか?」と会計係に問い合わせがあった.

---

　この症例の BBA は「検査結果の見落とし」によるものでもなく「症状の悪化や持続」によるものでもない. 検査の未実施によるもので, 患者の状態からすると当日 MRI 検査を実施するかどうかについてはやや意見が分かれるだろう. 夜間に MRI が撮影できないような施設では, 患者に症状が続けば再度受診するよう指示して帰宅させ, 症状が消失したので再受診には至らず, 小脳梗塞とも診断されずに経過するという可能性もある.

　BBA において時間外選定療養費を返還するかどうかを考えるうえでポイントと

125

なるのは,

① 時間外選定療養費を返還すること＝初日の診療に不備があるという意味になるのか. また, 時間外選定療養費を返還したことで, 診療の不備を明確に認めたことになり, かえって訴訟につながるということはないか.
② 逆に, 返還しなかったことで返還要求としての訴訟につながらないか.
③ 帰宅時に「診療の不確実さ」を患者に説明をしていることは免責となりうるか.

の３点と考える.

　筆者にはベストな結論が出せなかったため, 医療安全の専門家にコメントをお願いしたところ, 本書には匿名で掲載することを条件に次のような回答をいただけた.

• 時間外選定療養費は「時間外の診療行為」への対価として徴収する.
• 検証の結果, 病院側に明らかに非があるならば, 時間外選定療養費を「返金」するのではなく, 「見舞い金」を支払う.
• 行なった検査の見落としではなく, 「当日に検査していればわかったのではないか」という仮定論の場合には, 救急の特性（緊急処置的に診る）から考えても病院には非がないとの対応になるだろう.
• 非があるかないかを明確にするためには, 医療安全や他の診療科も交えて症例検討したうえで判断する必要があるだろう.

　つまり, BBA と時間外選定療養費は全く別の問題で, 診療上の不備があったかどうかについては別途, 客観的に議論すべきであるという見解である.
　本件について相談した方の中には, 「患者の求めに応じてスムーズに返金したほうがその後の訴訟を抑止できるのではないか, それこそがリスクマネジメントだろう」と述べる方もいた. しかし, BBA の要因はこれまで述べてきたように様々であり, 個々の症例において 100 人医師がいたら 90 人以上が同じ診療パターンをとるようなケースもあれば, 検査の方針, そして入院のパターンがばらつくケースもあるだろう. そして, 初回の診療のタイミングで入院させたかどうかが患者のその後の経過に影響しているケースもあれば, していないケースもある. 本書の冒頭で述べたように BBA は「患者の期待に背く結果」ではあるが, 「医学的観点では必ずし

も患者のデメリットとはいえない」のである．

　明確なルールのないまま，BBA が発生するたびに時間外選定療養費を返還するかどうか現場に判断が委ねられるのであれば，その客観性や一貫性が失われるリスクもある．BBA 自体はある程度の頻度で発生しうる事象であるため，時間外選定療養費を徴収する各医療機関では，病院としての対応方針を明確にしておくことで，救急外来に関わるスタッフが安心して診療にあたれるのではないだろうか．

## その他想定される BBA に関連したクレームへの対応

　筆者自身はクレーム対応の経験がそれほど豊富なわけではないが，患者さんからお叱りを受けた際には仲間の力を借りて診療体制の改善を模索してきた．特に帰宅時に文書を渡すようにし，患者への連絡体制を整備してからは，トラブルの激減を実感しており，改めてトラブルを回避するためには事前の準備が肝要と考えている．

　診療に直接関わる者がクレームに対応することは気持ちを大きく消耗させる事態であるため（もちろん，そうでない方もいるかもしれないが），帰宅文書の整備や，帰宅時の説明として「不確定要素」，「経過観察の重要性」を伝えておくことを改めてお勧めしたい．

　一方，いくつかの考えられるクレームに対して回答を準備しておくことは，気持ちの安定につながると思われる．

　まず，とても大事なことは，終始誠実に対応することを心がけ，患者や家族のクレームへのモチベーションを下げること，夜間・時間外・多忙な状況で無理に答えを出さない・回答しないことである．先述のとおり，不安な気持ちや長時間の苦痛を与えたことに対して，誠実に配慮し，反省の気持ちを示したうえで，「平日に専門家を交えて対応を検討し，お知らせします」と伝えておくことである．

### ▶ 診察費や交通費を返してほしい，慰謝料が欲しい

　患者の要求はどちらかというと，謝罪よりも金銭であることが多い．また，金銭の支払いは医療者側の過失が前提になっている．「○○を支払ってほしいということですね」と相手の要望を復唱・確認し，費用の返還や慰謝料の支払いについて自分には決定権がないことを説明して，「（日中落ち着いた時間のとれるときに）初回の診療における問題点について整理し，病院の専門部署に確認したうえで回答させてください」と伝えておこう．

## ▶ カルテを見せてほしい

　診察費や交通費の返還や，慰謝料の請求・裁判のために，カルテ開示を求められる可能性はある．カルテ開示は窓口で所定の手続きを踏んでいただければ可能であると伝える．（特に説明や帰宅判断の根拠について）記載が不足していないかをできるだけ早期に確認し，診療に関わった各スタッフに追記を依頼しよう．

　ちなみに筆者は，患者の不信感を生む，改ざんと取られるような加筆・修正をするよりは，追記・事後記載をしたほうがよいと考える．「○月○日追記，×月×日受診時の□□について」とタイトルをつけて記載しておこう．

## ▶ 聞いていない

　そんな説明は聞いていないと言われることは当然ある．その場合は，患者と無理に戦わず，感情的にならないことをお勧めしたい．本当に伝えていない場合もあれば，伝えたつもりでも伝わっていない，伝えても患者が覚えていないこともある．本当に伝えていないかどうかは当事者でなければわからない．また，説明と理解は，一方的には成立しえない．説明の有無については争わず（いったん保留して），「それは説明の仕方が悪かったかもしれません．申し訳ありませんでした」，「大事な説明でしたので，きちんとご理解いただけたかどうか確認すべきでした．申し訳ありませんでした」と素直に謝罪するしかない．

## ▶ あの時の医者を連れてこい・責任者を出せ

　筆者は，同一シフト内に患者が再受診している場合は，初回に対応した医師に二度目の受診にも対応してもらっている．ただし，一人での対応は避けるよう配慮し，診察開始時に別の医師（できればより経験の豊富な医師）がバックアップについていることをアピールし，適切な挨拶（「症状を理由とした再受診」に対応するための10か条 **4**・**7** 参照）をしておくと，クレームの抑止力になる．

　同一シフトでないときは，「この診察に入る前に○○（医師名）へ連絡し，こちらに来られるかどうか確認したのですが，本日は診療の都合でどうしても来ることはできないということでした．○○も××さんのご病状を大変に心配しており，私にはくれぐれもベストの対応をしてほしいと申しておりました」と伝えておくとトラブルになりにくい．ただし，患者が初回担当医の存在を気にしてもいない時や，当該の医師がそのようなことを「全く言いそうにない」キャラクターの時まで積極的に申し出る必要はない．

　また，責任者の呼び出しを求められている場合は「今は，ご病状の回復のためにベ

## 7 ▶ Bounce-back Admission の事実とどう向き合うか

ストを尽くすことが最も重要です．責任者からはそのための努力を惜しまないよう指示を受けています．まずは私共にその努力をさせていただいてよいでしょうか？」と申し出よう．対応する医師たちが終始謙虚で誠実な対応を心がけ続けることで，患者の怒りがおさまる場合も少なくない．とにかく患者自身と良好な関係を築けるよう努力し，打ち解けたところで（ケースバイケース・姑息な手ではあるが），診断の難しい疾患，急速に症状が悪くなる怖い疾患であることをさりげなく（ルート確保中や検査での搬送時などで雑談的に），伝えるというのも1つである．

種々の努力によっても患者の怒りがおさまらない場合は，「××さんがご立腹なさっていることは○○医師にもお伝え致します．診療上の問題点については○○医師のほか，責任者や専門医，病院の専門部署の担当者を交えて検討します．そのうえで，説明の機会を設けさせていただきます」と伝えて後日につなげよう．

なお，患者の怒りを増幅させるか，減衰させるかどうかは，最初の発言や態度にかかっている．「患者に対面するまで怒りが想像できなかった」という態度はくれぐれもとらないようにしよう．診療が落ち着いてから，二人以上のスタッフで，別の場所に移動して，相手の要望を聞く・聞きたいという姿勢を示す（くれぐれも遮らない）ことが重要である．

まずは「本日はお辛い中，またいろいろな思いがあったと思いますが，もう一度当院にお越しいただきありがとうございました」から始める（「ほ・お・い・もう・あり（包囲網あり）」と覚えておこう）．そして，可能な範囲で前回の帰宅までの経緯を確認し，「最初に今回の診察の結果から説明させてください」として誠実に病状を説明する．丁寧な説明を聞く中で怒りがある程度鎮まる可能性もあるが，最後に「何かご質問はありませんか」と切り出して，相手が要望を言い出すのを待つ．

そして，前医が別の医療機関の場合は，前医を決して悪く言わないよう心がけなければならない．怒りのもとは前医の不備によらない可能性がある．同じ地域で医療を担い，協力関係にある仲間であると考え，明日は我が身であることを肝に銘じて対応しよう．

## ◆参考文献

1. パソナキャリアコーチ．知っておきたい！社会人のお作法「悪い報告をしなければならないときの4つのポイント」．みんなの仕事Lab シゴ・ラボ．2022/4/26．https://lab.pasona.co.jp/haken-basic/skill/62/（Accessed 2024/3/25）
2. Branding Engineer．クレーム対応のコツは？　鍛えたいスキルや「NG行為」を徹底解説．マイナビニュース．2020/8/2．https://news.mynavi.jp/article/20200820-1217399/（Accessed 2024/3/25）
3. Cloud Campus コラム編集部．仕事上のミスを謝罪するときの3つの注意点．Cloud Campus お役立ちコラム．2024/3/19．https://cc.cyber-u.ac.jp/column/7714/index.html（Accessed 2024/3/25）

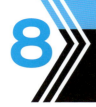

# 8 安全な救急診療のために医療機関や社会に求めること

**BBA を最小限にするための努力も，需要≫供給のアンバランスの中では限界がある．限られた人的資源の中で，救急診療を必要とする人々に安全な診療を提供するため，「病院経営者や社会に求めること」をあえて言葉にしてみたい．**

　ここまで述べてきたように，Bounce-back Admission（BBA）を減らそうとする努力は，救急診療の質を高め，患者を安全な帰宅へと導く技術になっている（と筆者は考えている）．

　しかし，地域に 1 つしかなく，診療需要の調整のきかない救急医療機関（＝その地域の全ての診療ニーズに応えなければならず，多くの患者を同時進行で診なければならない医療機関）において，どの程度の BBA が許容され，目標とすべきなのかを明言することは難しい．あくまで，施設ごとに目標を決めて改善を目指していくのがよいだろう［文献的にも，7d-BBA の割合は国家（保険医療制度）や施設，救急医療体制によって異なり，2.6～6.7％と幅広い］[1~7]．

　BBA を最小限に抑えるためには，救急外来チーム全体の診療技術や経験値，マネジメント技術が平均的に高いことだけでなく，その施設にあったキャパシティーの患者数や傷病であること（＝精神的・時間的にある程度余裕があること）が必要である．また，入院の必要な患者を迷わず入院させることができる環境（空気）は何より重要だといえるだろう．特に，医療機関の意識として「経過観察入院」が許容されていることは，命を危険にさらす BBA を作らないうえできわめて重要である．

　もちろん，患者を「とりあえず入院させれば安全」というわけではない．入院させれば見かけ上，BBA は減るかもしれないが，救急外来で患者を適切に評価し入院後の診療を方向づけておくことは，帰宅後の患者の安全を担保することと同様，不可欠な作業である．救急外来での診断と，適切な初療，入院指示がなければ入院後に患者が急変することも珍しくない．

　最終章となる本章では，BBA の減少を含む，安全な救急診療のために（筆者や読者の方々が実現することは困難かもしれないが）医療機関や社会に求めることを考えてみたい．

### BBA を最小限にするために「あったらいいな」の 7 か条

1. 経過観察入院を許容する空気
2. 一定数の空床
3. 専門診療科のバックアップ
4. 科選定の困難な患者の行き先
5. 病院内でのメディカルコントロールと，それに対する経営陣の理解
6. 余裕のある診療体制
7. 市民の理解/学校教育

## 経過観察入院を許容する空気 1

　本書では，可能な限り確定診断を目指すことで質の高い診療につなげよう，と繰り返し述べてきた．しかし，救急外来では確定診断を得ることが難しいことは紛れもない事実であり，一般に「最低限」killer disease の見落としを避ける努力の重要性が強調されている[8]．

　筆者が救急外来部門で働き始めたころ，筆者の所属する医療機関では各科相乗り型で救急外来診療が行なわれており，救急部門としての観察病床が与えられていなかったことから，診断の確定していない患者をただ単に「心配だから」という理由で入院させることができなかった．さらに全科当直の形をとっていたため，入院の時点で必ずどこか専門の診療科に患者を振り分けなければならず，治療を「ひとまかせ」にするという弱みから，相手が No と言えば，患者の状態をなんとか改善して帰宅させるか，どんなに時間がかかっても転院先を探すしかなかった．

　そして，このような状況で悲劇が起きた．突然の胸痛を主訴に来院した 40 歳代後半の患者で，大動脈弓部にのみ偽腔開存型解離があった．当時の筆者はこの所見を見慣れておらず，放射線科はもちろん，循環器内科や血管外科にも相談したがその場では確定診断に至らず，「うちの領域じゃないから入院はとれない」と言われた．胸痛というだけで呼吸器内科にも経過観察入院をお願いしてみたが，結局帰宅となった患者は，画像の見落としをフォローするシステムからも漏れてしまい，1 週間後に突然死してしまった．落ち込む私に，救命所属の先輩が「お前が心配だと思

う患者なら俺たちが受け皿になる,救命に相談してくれ」と声をかけてくれたことが忘れられない.

救急外来でできる検査には限りがある.もちろん,入院させればなんでも解決するわけではないが,診断がついていない・緊急度に不安があるからこそ,**診療科を無理に選ばなくても,心配なら入院させることができる環境**はきわめて重要だ.

## 一定数の空床 2

残りの空床が少ないと,医師たちには「なんとかして患者を帰そう」という心理が働く.もちろん帰せない場合もあるので,その時は患者を他の医療機関へ転院させることになる.この場合,明らかに治療適応なら他の病院には送りやすいし受け入れてもらいやすい.しかし,経過観察目的や,社会的背景を考慮した入院となると,個々の医療機関の方針や,対応する医師によって判断に差がでてくるため,相談しにくくなる.特に患者に認知症や精神疾患の背景があったり,管理の難しい基礎疾患があり自施設の濃厚なかかりつけであったりする場合には,他の医療機関での受け入れのハードルが上がってしまう.

**夜間に向けて,最低限空床を用意しておくこと,どうしても他の病院に送ることができない症例ができた時の調整方法が決まっていること**は,患者のためだけでなく,医師たちのためにも重要だ.

救急外来から患者を転院搬送させることは医師・救急医療機関にとって大変負担が大きい.受け入れ先医療機関の選定(夜間であれば医療機関の多い都内であっても平均的に5~6件は断られる),診療情報の整理と紹介状の作成,搬送手段の準備はもちろんだが,患者や家族へ事情を説明してスムーズに転送を受け入れてもらえなければ,それだけで担当医は長時間その症例に拘束されることになる.さらに,搬送時の救急車への同乗の必要性なども加わり,担当医が当該患者以外の患者を同時進行で診療することができなくなってしまうため,全てが完了するまでの間かなりの戦力が減退してしまう.このため,協働する別の医師や待機している他の患者にも少なからず負担がかかる.患者が病床の逼迫時や専門診療科での対応ができない場合において「転送の可能性」を事前に了承のうえで来院していることは,医療者にとってこの上もない安心がある.

空床が残り何床になったら,事前に転送の可能性を説明するか.これは筆者の所属医療機関でもしばしば議論になっている.患者に転送の可能性を伝えたとしても,

高次医療機関であれば，病院機能（救急外来で受けられる検査）への期待も大きいことから，ほとんどの患者は受診を希望して来院するが，患者が受診を辞退してしまうケースもあり，損失につながるためである．

　ちなみに筆者の所属先では，患者から連絡があった時点での空床数を事務の方が細かく調査し，空床が3床以上あったことがわかると説明した医師の責任が問われるようになっている．しかし，常に様々な緊急度・重症度の患者を，予測不能な数と順番で受け入れている医療機関であれば，空床に余裕がない時ほど入院が必要な患者が多く発生するので，すぐに病床が埋まってしまう．したがって，残り3〜5床ほどで転送の可能性を伝える必要が出てくる．

　繰り返しになるが，転送の可能性を説明したとしてもほとんどの患者は来院する．事前の説明は，本当に転送が必要となってしまった時に「聞いていましたよね？」と患者の合意を促すための保険であり，医師や看護師は受診を断りたくて転送の可能性を説明しているのではない．

　近年では患者の受け入れや，転送の手配を病院救命士が担っている施設もあるが，医療機関として一定の条件・現場の判断で「転送の可能性の説明」を許容していただくことは絶対不可欠である（同じ状況に苦しんでいる施設の方がいれば，一助になればと思う）．

## 専門診療科のバックアップ 3

　救急外来をどのような医師たちで担うかによって，専門診療科のバックアップの必要性には差がある．様々な手技ができる専従の救急医でシフトを回しているような病院では，それほどバックアップの必要はないだろう．しかし，初療を担当する医師が長時間専門処置に入ってしまうと，その分救急外来診療のマンパワーが減ってしまう．手術や緊急カテーテル，緊急内視鏡の必要な場合はもちろん，処置が予想していたよりも複雑で，短時間に終わらないケースへの対応を含めて，「いざ」という時には専門医に相談でき，場合によっては来院してもらえるような体制があると安心してどのような患者でも応需できる．高度に専門的な処置が必要であることに気づかず，患者を安易に帰宅させて残念な事態になるようなことだけは避けたい．

　異物除去，鼻腔へのガーゼの充填，縫合などの一般的な処置であっても，それぞれの医師が数例ずつ経験し，手技を修得するまではそれなりの時間が必要である．さらにトラブルシューティングまで経験すれば安心して応需できるだろうが，頻度

の少ない傷病であれば，集中して経験できる運も必要となる．

　どのレベルであれば専門医に対応を依頼するのかについては，各医療機関における専門医の数や，「文化」もあるものと思われるが，筆者の所属先では3か月ごとに医師が20人単位で総入れ替えになることもあり，チームごとの空気〔他の仲間の行動を見て，「これくらいまでは（専門医でない）自分がやってしまって大丈夫」と考えられるかどうか〕も少なからず影響すると感じている．

　一方，医師の働き方改革として呼ばれる側の負担を軽減することも重要であり，各施設で現実的なコールの基準を決めるためにも，6章で紹介したような各医療機関独自のマニュアルを作成するとよいのではないだろうか．

##  科選定の困難な患者の行き先 ❹

　救急を積極的に受け入れる中で，必ずぶつかるのが「科選定の困難な患者」への対応という壁である．

　診断のつかないケースや，差し当たって専門的な治療を要さないが帰すことはできないケースは診療科を選定することが難しい．内科・総合内科・総合診療科など守備範囲の広い診療科がある医療機関では心配ないが，これらがない場合は，（熟慮の末であっても）無理矢理診療科を決めようとすると，「うちじゃない科問題（自分の診療科で引き受けるべき患者ではない，とたらい回しすること）」が発生する．

　とはいえ，救急搬送に占める高齢者の割合が増加している中で，内科・総合内科・総合診療科が全ての患者の受け皿となりうるためには，相当のマンパワーが必要である．筆者の所属先は「総合診療科」のない大学病院なので，科選定のルールを設けるとともに，内科・外科・全科の3パターンで「順番回し」という制度を設けて無理矢理対応してもらっている（ただし，患者にかかりつけの診療科があれば，その診療科が役割を担う）．このおかげで，概ね「科選定の困難な患者がBBAになりやすい」という事態は避けられている．

　しかしながら，各診療科の医師が自科の仕事に専念でき，限りある医療資源を適切に分配できる形が望ましいことは間違いない．無理なくスペシャリストとジェネラリストが分業できる仕組みは必要だろう．

## 病院内でのメディカルコントロールと，それに対する経営陣の理解 5

　救急患者を100％応需すること．これは素晴らしい目標であり，他に受診できる医療機関の選択肢を持たない地域では，医療者の努力と地域住民の深い理解によりこの体制が維持されている．

　だが，東京都内のように救急医療機関の乱立する地域では，若干方針が異なる．どのような患者でも治療を完遂するつもりで受け入れるには，手術室や専門診療科の医師の対応が可能でなければならないし，そもそも，「どのような患者でも受け入れますよ！」と宣言した瞬間，その病院にどこの病院でも応需したがらないような超社会的背景のある患者の搬送が集中しかねないからである．特に後者の場合は，汚染・悪臭や診療効率の観点で他の患者の診療に及ぼす影響が少なくなく，「どんどん送ってください」と言うには少なからず勇気がいる．

　さらに救急外来が重症患者で大荒れの中，walk inの問い合わせが多数入れば，様子を見られそうなケースは「翌朝受診しましょう」と伝えたくなる．安全に診療を進めるための人的資源・時間は有限で，限界を越えれば，7d-BBAだけでなく医療事故のリスクも増すからである．

　ここで，walk inの問い合わせを安全かつ効率化する方法として，筆者の勤務先で約10年前からとっている方法を紹介しておく．この仕組みは，（紙カルテであった時代に）腹痛で受診を相談してきた患者の「前日に大腸ポリープを切除した」という情報を共有できず，様子見を指示したところ，消化管穿孔に至っていたという事例を経験し，再発防止のために導入したものであり，どちらかというと「様子を見てください」と安易に言わないことを目的としている．

　筆者の勤務先では，患者からの電話問い合わせに対して事務員が情報を聴取し，看護師が応需の可否を決めている．この時，事務員は決められた項目（質問票）に従って情報を聴取し，その該当項目に基づいて患者のトリアージコードが赤・橙・黄・緑のいずれに該当するかを判断する 図1 ．その後，事務員から判断（※判断できない場合はその旨）を聞いた看護師は，必要に応じて手術室や専門診療科のストップ状況を考慮して応需の可否を決めている．

　ちなみに，赤コードに該当する場合は，事務員の判断で救急要請するよう指示してよく，患者が救急要請に難色を示す場合は看護師に報告・相談するよう取り決めている．また，看護師には，患者が様子を見たいと言っても「橙」なら今受診するよう指示すること，「緑」なら翌日以降の受診でよいが受診希望があれば来院しても

## 8 ▶ 安全な救急診療のために医療機関や社会に求めること

1）腹痛
  （1）問い合わせの時に使われやすい表現
- お腹が痛い
- 胃が痛い，腸が痛い，子宮が痛い

  （2）基本的な考え方
- 非常に強い痛みで動けないような場合には救急搬送を勧めて下さい．

  （3）注意点
- 「下痢をしている」というのは，水のような下痢を繰り返ししている場合を言います．
- 下痢がなく，発熱を伴う腹痛は手術が必要になる可能性があります．消化器一般外科または麻酔科の診療が Stop している場合には，診察の後，他の病院に転送になる可能性を伝えて下さい．

| Red | ☐ | 非常に強い痛みで動けない | 「119番通報し，病院の選定については救急隊の指示に従ってください」 |
|---|---|---|---|
| Orange | ☐ | 次の状況が当てはまる<br>☐ 熱がある＋下痢をしていない<br>☐ 手術を受けたばかりである<br>☐ 大腸ポリープを取ったばかりである | 麻酔科，消化器一般外科の診療状況を確認．いずれかが Stop の場合は，「転送の可能性があります」 |
| Orange | ☐ | （女性の場合）妊娠している，妊娠の可能性がある | 産婦人科 Stop の場合は「転送の可能性があります」 |
| Yellow | ☐ | 次の状況が当てはまる<br>☐ 下痢をしている　☐ 吐いている | 消化器内科 Stop の場合「転送の可能性があります」 |
| Yellow | ☐ | 全てに該当しない<br>（痛い場所について情報があれば ☑）<br>☐ みぞおち（心窩部）<br>☐ へそのまわり（臍周囲）<br>☐ したばら（下腹部）<br>☐ わきばら（側腹部）<br>☐ 右　☐ 左　☐ 全体 | |
| Green | ☐ | | |

**図1** 電話トリアージの例

---

らうよう指導している．

この質問票は「電話相談プロトコール」[9,10]における質問の内容を自施設向けにアレンジして作成した．現在，23 の症候についてコードを作成しており **表1**，判断基準が明確であるため，受け入れた場合も，翌朝までの待機や他院受診を指示した場合もストレスが少ない．患者と看護師の板ばさみになりがちな事務員の離職率を下げる効果があり，おすすめである．

表1　コードを作成している23の症候

| | | |
|---|---|---|
| 意識障害 | 呼吸困難・咳 | 血を吐いた，血便・黒い便が出た |
| 発熱 | 喘息 | 腰痛 |
| 発疹・かゆみ | のどの痛み | 排尿時痛・排尿困難・血尿 |
| 力が入らない | 胸痛・背部痛 | 頭部顔面外傷（小児） |
| けいれん | 動悸・不整脈 | 頭部顔面外傷（成人） |
| 麻痺・しびれ | 失神・一過性意識消失 | 四肢や体幹のけが |
| 頭痛 | 腹痛 | 熱傷（やけど） |
| めまい | 吐き気・嘔吐・下痢 | |

　軽症患者がどのくらい時間外救急を受診するかは地域差もあるだろうが，いかに医療機関が多数ある地域であっても，その人的資源が有限であることには違いがないだろう．患者に真摯に向き合えてこその患者サービスである．救急病院を経営する方々には，メディカルコントロールが全ての患者に安心・安全な救急医療を提供する観点で必要な取り組みであることを十分にご理解いただき，不応需を検証するのであれば，「現場がどうしても受け入れられないと判断するならそれには理由があるはずだ．次は受け入れられるよう，経営陣としてサポートしたいから，理由を説明できるようにしてほしい」という姿勢でお願いしたい．「お前らどうせさぼりたくて断ってるんだろ！」という態度で責め続ければ，いずれ現場が疲弊してしまう．

## 余裕のある診療体制 6

　若干誇張した言い方になるが，筆者が新人だったころ，医師臨床研修制度は施行されておらず，研修医に"人権"はなかった．当直明けは普段どおり夜まで帰宅できないのがスタンダードで，週5日・1日6時間・時給1,560円・残りは研修（自己研鑽）扱いで雇用されている我々にとって，当直料10,000円は貴重な収入源であったし，一晩中寝られなかったとしても愚痴を言う以上のことは許されていなかった．

　患者からの電話問い合わせと一・二次救急患者の初期対応は1名の研修医の担当で，協働するのは看護師長1名，上級医は8時間交代で切り替わる内科の医師2名と，外科系の医師1名．研修医仲間が集まると決まって，「某ファストフード店のアルバイトよりも，この病院の日直・当直の給料のほうが安い」とか，「我々がしている業務は当直じゃなくて夜勤だよね」とかいう話にはなるが，結局は「先輩たち

と同じように自分たちも頑張るしかない」とため息をついたものだった.

だが，体力に自信があって，患者数自慢以外にとりえのない研修医であっても，当直明けの仕事を意識しないわけはなく，患者になんとか受診をあきらめてもらおうと「混んでいるのですごく待ちますよ」と言ってみたり，できるだけ効率的に診療を終わらせるためにはどうすればよいかと思案したりしていた.

そのようななか，2004 年に臨床研修制度が開始されたことで，当直明けには研修医を「できるだけ早く帰宅させよう」という空気が生まれた．そして，この流れで「上級医も当直明けは昼には帰ろう」という考え方が広まったことは，診療に余裕を生んだ.

筆者の場合は，勤務先を異動し，救急部門が日勤・夜勤の 2 シフト制になったことが，何より肉体的な余裕につながる大きな後押しになったと感じている.

しかしながら，2024 年 4 月から始まった医師の働き方改革では，多くの医療機関で救急外来診療を担当する医師までもが宿日直扱いとされ，「宿直なんだから明けも働けるよね？」，「帰らなくていいのはラッキーだよね？」という大義名分が押し付けられている．筆者の勤務先では引き続き救急医の業務が夜勤として扱われているが，宿日直扱いの医療機関では 2004 年以前のあの嘆きの時代に逆戻りしていると言っても過言ではない（本来の業務が「宿日直」でないのに無理に「宿日直」の扱いにすることには違和感がある）.

現状，大学病院に勤務する若手医師の「外勤先」としてその収入を支えているのは時間外救急を提供する中小の医療機関である[11]．医師の労働時間は派遣元である大学病院が管理しており，「勤務間インターバル（＝夜間の休息）」を保障しなければならないため，基本的に「夜勤」扱いになるような医療機関に医師を派遣することはできない．中小の救急医療機関で救急患者を積極的に受け入れようとすれば，「宿日直」前提の勤務ではなくなってしまうため，大学からの派遣医師に診療を頼っている救急医療機関では深夜も患者を積極的に受け入れるとは言えないのである.

多くの医師は高い使命感を持っていて，（自らのおかれている環境で診療が必要/可能な）緊急度の高い患者が来院するとなれば，スイッチが入る．しかし，疲労が重なってくれば「今は頑張れない」と思うこともあるかもしれないし，無理をして受け入れた患者の診療で不幸な見落としが起きたとしても不思議ではない.

結果として深夜帯は夜勤体制をとっている医療機関へと患者が集中することになるかもしれないが，夜勤の医師たちが増加した需要に十分対応できるとはいい難く，結果として BBA の量産につながったとしても不思議ではない．肉体的・精神的負担が大きく，訴訟のリスクも高いとなれば，ますます救急を担う医師は減っていく.

時間外診療のコストを高め（患者の時間外受診を減らす効果もある），深夜の救急診療を担う医師には拘束時間と労働内容に見合った対価を提供できるようにすることが必要だろう．

##  市民の理解/学校教育 7

　国は働き方改革により，医師の時間外労働（その多くは夜間労働）をできるだけ減らそうとする方向に動いている．しかし，急速な高齢化を背景に救急医療のニーズは増大していく一方である 図2 [12]．

　厚生労働省では，医師の働き方改革に際し，一般市民に「できるだけ日中かかりつけの医療機関を受診してください」というメッセージを発信している．これがどれくらい一般市民の心に響いているだろうか？　運送業者の働き方改革のため，「通販での購入を控えよう」と思わないのと同じではないだろうか？

　時間外救急のニーズを抑制させる有効な手段としては，堀井・金野が，①時間外選定療養費の徴収，②救急車の有料化といった経済的ディスインセンティブ，③処方を1日分に限ること，④救急相談の拡大などを提唱している[13]．

　このうちの④，2009年に東京で始まった「救急安心センター事業（#7119）」は，

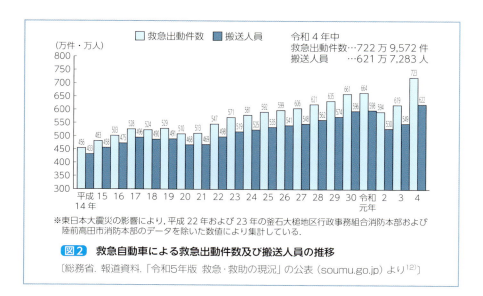

図2　救急自動車による救急出動件数及び搬送人員の推移
〔総務省．報道資料．「令和5年版 救急・救助の現況」の公表（soumu.go.jp）より[12]〕

## 8 ▶ 安全な救急診療のために医療機関や社会に求めること

救急車を呼ぶべきか，今すぐ病院に行くべきかを判断し，患者が自力受診可能な場合には，現在診療可能な医療機関を案内しており，多くの自治体に広がりつつある 図3 [14]．また，この事業のノウハウを活かしてアプリケーションが開発され，市民が自ら緊急度を判断する手段が提供されている（全国版救急受診ガイド「Q助」）[15]．

筆者自身も，2009年の設立当時から現在まで，東京都でこの事業のお手伝いをさせていただいており，常連の相談医である．

救急相談事業の有効性について，患者を迎え入れる救急外来のスタッフからは「結局＃7119って救急車出しちゃうでしょ？」，「病院行けって言うだけでしょ？」というため息が聞かれることが多い．しかし，筆者はこの事業は十分その力を発揮していて，東京都ではむしろこれ以上の効果を望むことは難しいのではないかと感じている．

というのも，相談を利用する市民の多くは適応が乏しくても救急車を利用したい人か，適応があるのに利用したくない人であるし，自家用車の所有率が減り，タク

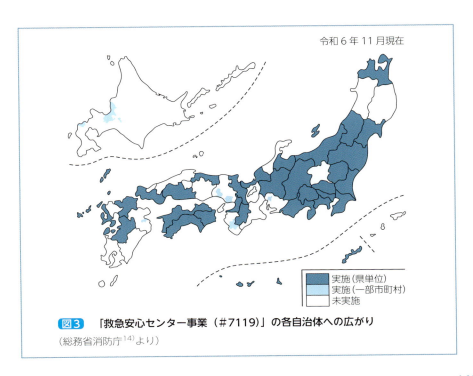

図3 「救急安心センター事業（＃7119）」の各自治体への広がり
（総務省消防庁[14]より）

シーの手配そのものすら困難な高齢者が少なくない中，「自力での受診が困難なら，ご自身で 119 へかけてください」と言わざるを得ない状況が多々あるのである．また，医療者側が患者の様子から「翌朝まで家で様子を見れるかどうか判断しよう」と思って情報を聴取していても，患者のほうは今すぐ受診するのが前提で，「救急車で行きたい，それを後押ししてもらいたい」と思っているというようなこともよくある．このような場合には，最終判断として「明日の朝まで様子を見ても大丈夫ですよ」と伝えた瞬間に，患者が「なんで救急車を呼んじゃダメなんですか！」と怒り出し，トラブル収束のためにやむを得ず救急要請を勧めることになってしまう．トラブル収束を目的に救急要請を勧めることに関しては賛否もあるだろうが，クレーム処理のために管理職の方が長時間電話に拘束されることもある．筆者も近くで見ていて「理解してもらえるようがんばれ」などとは口が裂けても言えない．

　なかには，時間外に電話で受診を問い合わせてもなかなか受け入れてくれない医療機関もあるのかもしれないが，患者は「受診せずに我慢する or 救急要請する」の 2 択しかなくなっているのではないかと疑問に思うこともある．筆者の勤務先は，駅から近い・住宅地の中にあるという立地もあって walk in で来院する患者の割合が半数弱と比較的多いが，その分，救急要請する患者がみな高緊急度・高重症度かというとそうでもなく，救急搬送に占める軽症患者の割合も他の医療機関と同等（6割ほど）である．とにかく患者には，救急要請しなければならないほど悪くなるのを待つのではなく，早めに受診していただきたいし，クリニックの先生方からは，状態の変化に応じて，①クリニックを再受診する，②救急医療機関へ自力で受診（受診問い合わせ）する，③救急要請することができるよう判断の基準を伝えておいていただけると大変にありがたい．

　また，いざという時，患者が冷静に対処できるよう，それこそ小中学生のうちから「どのような状態であれば救急車を呼ぶべきか」，「どのような状態ならば自力で受診できるか」の基本的な考え方を教育しておくことが有用なのではないだろうか．内因性疾患については若干難しいかもしれないが，外傷については救急要請の適応が判断しやすい．近年は，自力で受診可能なレベルの外傷であっても小学校の保健室から救急搬送されるケースが多いので，子供たちが学習してくれれば，親たちからのクレーム対策にも一役買うかもしれない．

　コロナ禍では，救急医療機関側の受け入れが飽和し，救急隊が患者のもとにいったん出動したあと，患者の状態を評価したうえで自宅待機を求めるケースが少なからずあった．多くの市民の方の理解と協力があってこそ成立していたこととはいえ，

その事実を知ったときにはとても驚いた.

#7119にはどうしても「直接診なければわからない」というハードルがある. そこでこのコロナ禍での経験を活かし, フランスでの制度[16]を参考に, 将来的に救急隊には医療機関への連絡/連携を前提とした「評価業務」を担ってもらい, 医療機関が救急隊からの報告を聞いて「低緊急」と判断した場合には, 救急隊が有料搬送サービスを手配するといった形にするのも1つのアイディアとなりうるのではないだろうか.

◆参考文献

1. Gabayan GZ, Asch SM, Hsia RY, et al. Factors associated with short-term bounce-back admissions after emergency department discharge. Ann Emerg Med. 2013 ; 62 : 136-44.e1

2. Martin-Gill C, Reiser RC. Risk factors for 72 hr admission to the ED. Am J Emerg Med. 2004 ; 22 : 448-53.

3. Cheng SY, Wang HT, Lee CW, et al. The characteristics and prognostic predictors of unplanned hospital admission within 72 hrs after ED discharge. Am J Emerg Med. 2013 ; 31 : 1490-4.

4. Sabbatini AK, Kocher KE, Basu A, et al. In-hospital outcomes and costs among patients hospitalized during a return visit to the emergency department. JAMA. 2016 ; 315 : 663-71.

5. Hu KW, Lu YH, Lin HJ, et al. Unscheduled return visits with and without admission post emergency department discharge. J Emerg Med. 2012 ; 43 : 1110-8.

6. Fan JS, Kao WF, Yen DH, et al. Risk factors and prognostic predictors of unexpected intensive care unit admission within 3 days after ED discharge. Am J Emerg Med. 2007 ; 25 : 1009-14.

7. Abualenain J, Frohna WJ, Smith M, et al. The prevalence of quality issue and adverse outcomes among 72 hr return admissions in the emergency department. J Emerg Med. 2013 ; 45 : 281-8.

8. 日本医療安全調査機構. 第8号 救急医療における画像診断. 医療事故の再発防止に向けた提言. 2023/10/27. https://www.medsafe.or.jp/modules/advocacy/index.php?content_id=56 (Accessed 2024/6/14)

9. 日本救急医学会, 監修. 東京都医師会救急委員会救急相談センター運用部会編集. 改訂電話救急医療相談プロトコール. 東京：へるす出版；2012.

10. 平成25年度緊急度判定体型に関する検討委員会. 緊急度判定プロトコルver. 1電話相談. 消防庁. 2013. https://www.fdma.go.jp/singi_kento/kento/items/kento121_04_denwasoudanprotocolv1.pdf

11. 医師転職ドットコム. 大学病院の医師の年収は低い？ その他の勤務医と年収を比較した結果. 医師転職研究所. 2024/5/16. https://www.dr-10.com/lab/doctors-income-who-work-at-university-hospital/ (Accessed 2024/6/14)

12. 総務省消防庁. 令和5年版 救急・救助の現況. 報道発表等. 2024/1/26. https://www.soumu.go.jp/main_content/000924645.pdf (Accessed 2024/6/14)

13. 堀井俊介，金野　楽．これからの病院経営を考える 第 13 回 救急応需の適正化に向けた方策―需要と供給の視点から―．PwC．2023/11/21．https: //www.pwc.com/jp/ja/knowledge/column/hospital-management/vol13.html（Accessed 2024/6/14）
14. 総務省消防庁．救急安心センター事業（#7119）関連情報．救急車の適時・適切な利用（適正利用）．https: //www.fdma.go.jp/mission/enrichment/appropriate/appropriate006.html（Accessed 2024/6/14）
15. 総務省消防庁．全国版救急受診アプリ（愛称「Q 助」）．救急車の適時・適切な利用（適正利用）．https: //www.fdma.go.jp/mission/enrichment/appropriate/appropriate003.html（Accessed 2024/6/14）
16. 奥田七峰子．フランスの医療制度のいま［第 2 回］公的緊急医療サービス：SAMU．医学界新聞．医学書院．2020/3/16．https: //www.igaku-shoin.co.jp/paper/archive/y2020/PA03363_03（Accessed 2024/6/14）

# 事項索引

## ◆あ行◆

| | |
|---|---|
| 圧痛の部位 | 34 |
| アドヒアランス | 25 |
| 安楽・安全・自立 | 97 |
| 医学的に解釈が難しい症状 | 20 |
| 医師の働き方改革 | 140 |
| 慰謝料の支払い | 127 |
| 衣服・口腔内の衛生状態 | 46 |
| 陰性感情 | 14 |
| 陰性所見 | 83 |

## ◆か行◆

| | |
|---|---|
| 下顎の打撲 | 44 |
| かかりつけ医 | 25 |
| 科選定困難 | 132, 135 |
| 画像検査 | 51, 67 |
| 画像診断 | 82 |
| カルテ | 78 |
| カルテ開示 | 128 |
| 観察病床 | 132 |
| 患者の利益 | 83 |
| 感度 | 39 |
| 鑑別のための3つの質問 | 16 |
| 帰宅希望への対応 | 107 |
| 帰宅時処方 | 97 |
| 帰宅の経緯 | 122 |
| 帰宅判断 | 90, 91, 99, 128 |
| 帰宅文書 | 70, 102, 108, 116 |
| 救急安心センター事業（#7119） | 140 |
| 救急外来診療の不確実性 | 95 |
| 虚血 | 34 |

| | |
|---|---|
| 「緊急性」の否定 | 75, 77 |
| 空床 | 132 |
| 偶発的な異常 | 70 |
| クリニックでの指導 | 142 |
| クレーム対応 | 127 |
| 経過観察 | 63, 75, 83, 84, 127, 132 |
| 血便 | 17 |
| 下痢のない腹痛 | 77 |
| 健康の社会的決定要因 | 104 |
| 検査閾値 | 3 |
| 検査義務違反 | 48, 82 |
| 検査結果の解釈 | 30, 57, 88 |
| 検査結果の見落とし | 66 |
| 検査後確率 | 40 |
| 検査所見の時間経過 | 61 |
| 検査前確率 | 40, 82 |
| 検体検査 | 50 |
| 腱反射 | 42 |
| 現病歴の整理 | 22 |
| 口蓋点状出血 | 40 |
| 交通外傷 | 44 |
| 肛門痛 | 60 |
| コンビニ受診 | 26 |
| 根本治療 | 98 |

## ◆さ行◆

| | |
|---|---|
| 細菌感染 | 101 |
| 再受診 | 95, 102, 103, 120 |
| 再評価 | 83 |
| 酸素飽和度モニター | 42 |
| 時間外選定療養費 | 124 |
| 思考過程 | 74 |

**145**

| | | | |
|---|---|---|---|
| 市民教育 | 142 | 窒息 | 49 |
| 市民の理解 | 132 | 直観的思考 | 73 |
| 謝罪の意思 | 119, 120 | 治療・管理方針のエラー | 5 |
| 宿日直扱い | 139 | 治療閾値 | 3 |
| 受診動機 | 14 | 転院搬送 | 22, 133 |
| 紹介患者の情報整理 | 22 | 転送義務違反 | 48 |
| 紹介状・院内依頼状 | 108 | 転送の可能性 | 133 |
| しりもち | 44 | 転落外傷 | 44 |
| 腎疾患 | 55 | 電話トリアージ | 137 |
| 身体所見 | 79 | 頭部外傷 | 65 |
| 身体的虐待 | 46 | 特異度 | 39 |
| 診断エラー | 5, 73 | 突然発症 | 18, 60, 76 |
| 診断義務違反 | 48, 82 | トリアージ | 91 |
| 診断根拠・判断根拠 | 74, 75, 78, 128 | | |
| 診断的治療 | 50 | | |

## ◆な行◆

| | | | |
|---|---|---|---|
| 診断に必要な検査 | 50 | 内臓痛＋疝痛・関連痛の分布 | 34 |
| 診断の不確実性 | 121 | 入院の希望 | 106, 121 |
| 信頼関係の確認 | 118 | 尿閉の原因 | 34 |
| 住まいの環境 | 27 | ネグレクト | 46 |
| 責任 | 123 | 念書 | 107 |
| 説明 | 91, 95, 102, 116,<br>117, 124, 128, 129 | | |

## ◆は行◆

| | | | |
|---|---|---|---|
| 前医 | 23, 129 | 引き継ぎ | 68, 83 |
| 全国版救急受診ガイド「Q助」 | 141 | 病院へのアクセス | 63, 93, 101 |
| 専門医へのコンサルテーション | 124 | 費用の返還 | 127 |
| 専門診療科のバックアップ | 132 | 病歴聴取 | 13 |
| 造影CT | 51, 53 | 腹膜刺激徴候 | 34 |
| 造影剤 | 55 | 分析的思考 | 73 |
| 総合的な判断 | 75, 79 | 便意頻数 | 60 |
| | | 片麻痺 | 41 |
| | | ほ・お・い・もう・あり | 129 |

## ◆た行◆

## ◆ま行◆

| | | | |
|---|---|---|---|
| 対症療法 | 98 | マニュアル | 93, 135 |
| 対処漏れ | 115 | 右季肋部叩打痛 | 37 |
| ダブルチェック | 69 | | |
| チェックリスト | 69 | | |

事項索引

| | |
|---|---|
| 未対処の異常 | 113 |
| メディカルコントロール | 132 |
| メトホルミン | 55 |
| 問診義務違反 | 12 |

**◆や行◆**

| | |
|---|---|
| 尤度比 | 39 |
| 要介護認定 | 26 |
| 陽性所見 | 83 |
| 腰痛の red flag sign | 88 |
| 要点記載 | 83 |
| 呼ばれる側の負担 | 135 |

**◆ら行◆**

| | |
|---|---|
| 療養環境 | 97 |
| リンパ節腫脹 | 40 |
| 連絡の必要性 | 117 |

**◆欧文◆**

| | |
|---|---|
| A/P の問題点 | 79 |
| ADD-RS | 64 |
| Babinski 徴候 | 42 |
| BBA の経緯 | 112 |
| Canadian CT Head Rule | 65 |

| | |
|---|---|
| D-dimer | 60 |
| FOOSH injury | 43 |
| HALT | 15 |
| hand drop test | 42 |
| head to toe approach | 44 |
| Hoover 試験 | 41 |
| killer disease | 82 |
| knee drop test | 42 |
| Koplik 斑 | 41 |
| most probably | 16 |
| Murphy 徴候 | 36 |
| must rule out | 16 |
| OPQRST | 34, 38 |
| Ottawa ankle rules | 65 |
| possibly | 16 |
| SIRCH score | 65 |
| System 1 | 73 |
| System 2 | 73 |
| Wells の基準 | 63 |

**◆数字◆**

| | |
|---|---|
| 3 つの鑑別診断 | 16 |
| 5 killer chest pain | 62 |
| 7d-BBA の定義 | 3 |

**147**

# 疾病索引

| | | | |
|---|---|---|---|
| アナフィラキシーショック | 49 | 胆管炎 | 36 |
| 異所性妊娠破裂 | 34 | 胆嚢炎 | 36, 87 |
| 解離性大動脈瘤 | 66 | 中足骨骨折 | 65 |
| 下肢深部静脈血栓症 | 31, 32 | 腸間膜動脈塞栓 | 37 |
| 化膿性脊椎炎 | 65 | 椎骨脳底動脈循環不全 | 21 |
| 化膿性椎体炎 | 88 | 低血糖 | 50 |
| 完全房室ブロック | 21 | 伝染性単核球症 | 40 |
| 気管支喘息 | 53, 101 | 洞不全症候群 | 21 |
| 急性硬膜下血腫 | 87 | 特発性脾破裂 | 53 |
| 急性虫垂炎 | 34, 37, 85 | 特発性腰部急性硬膜外血腫 | 31 |
| 狭心症 | 49 | 尿管結石 | 53, 85 |
| 胸椎圧迫骨折 | 38 | 熱中症 | 104 |
| 虚血性腸炎 | 53 | 脳炎 | 82 |
| 緊張性気胸 | 49 | 脳幹梗塞 | 33 |
| 頸髄損傷 | 87 | 脳症 | 82 |
| 絞扼性腸閉塞 | 37 | 肺血栓塞栓症 | 20 |
| 孤立性内臓動脈解離 | 60 | 破傷風 | 23 |
| 縦隔気腫 | 86 | 非痙攣性てんかん発作 | 81 |
| 縦隔膿瘍 | 96 | 脾梗塞 | 53, 59 |
| 重症敗血症 | 1 | 左側頭葉皮質下出血 | 19 |
| 十二指腸潰瘍穿孔 | 76 | 左内頸動脈血栓症 | 42 |
| 消化管穿孔 | 87 | 腹腔動脈解離 | 59, 60 |
| 上腸間膜動脈解離 | 36 | 副腎不全 | 50 |
| 小脳梗塞 | 125 | 閉鎖孔ヘルニア嵌頓 | 68 |
| 上部消化管穿孔 | 76 | 辺葉系脳炎 | 22 |
| 心筋梗塞 | 21, 69 | 麻疹 | 41 |
| 腎梗塞 | 53 | 両側視床多発性脳梗塞 | 22 |
| 足関節骨折 | 65 | toxic shock 症候群 | 1 |
| 大動脈解離 | 64, 87 | Wernicke 脳症 | 50 |
| 大動脈瘤破裂 | 87 | | |

## ■ 著者略歴

# 垂 水 庸 子 （たるみようこ）

| | |
|---|---|
| 2001 年 | 昭和大学医学部卒業 |
| 同年 | 国立病院東京医療センター　内科研修医 |
| 2003 年 | 同院　消化器科レジデント |
| 2005 年 | 昭和大学病院救急内科 E |
| 2008 年 | 同　総合内科 （ER） |
| 2017 年 | 同　総合診療科 |
| 同年 | 昭和大学江東豊洲病院総合診療科 |
| 2019 年 | 昭和大学病院救急診療科 |

救急外来診療のフレームワーク
〜簡単に帰してはいけない患者 Bounce-
back Admission 事例分析の極意〜　　　　©

| 発　　行 | 2025 年 3 月 25 日　　1 版 1 刷 |
|---|---|
| 著　　者 | 垂 水 庸 子 |
| 発 行 者 | 株式会社　中外医学社 |
| | 代表取締役　青 木　滋 |
| | 〒 162-0805　東京都新宿区矢来町 62 |
| | 電　話　　03-3268-2701（代） |
| | 振替口座　00190-1-98814 番 |

印刷・製本/三報社印刷（株）　　　　〈SK，AN〉
ISBN 978-4-498-16672-1　　Printed in Japan

JCOPY ＜（社）出版者著作権管理機構 委託出版物＞

本書の無断複製は著作権法上での例外を除き禁じられています.
複製される場合は，そのつど事前に，（社）出版者著作権管理機構
（電話 03-5244-5088，FAX 03-5244-5089，e-mail: info@jcopy.
or.jp）の許諾を得てください.